神経内科
ケース・スタディー
病変部位決定の仕方

佐賀大学医学部内科学教授
黒田 康夫

株式会社 **新興医学出版社**

序

　本書は、症例問題の病歴と神経学的診察所見から神経疾患の診断ができるようになることを目的としている。神経疾患の診断においてもっとも難しいのは病変部位の診断と思われる。本書は病変部位の決定をもっとも重要視しており、所見の解釈の基本と病変部位の決め手になる重要な所見を繰り返し解説する。本書を通して神経内科の症例問題の解き方を習得し、さらに上達していただけたならば著者にとってこれ以上の喜びはない。

　平成12年

著　者

目　次

第 1 章　神経学的診断の基礎事項……………1
第 2 章　解剖学的診断の進め方 ………11
第 3 章　腱反射から診断する……………21
第 4 章　末梢神経障害を診断する…………29
第 5 章　長経路徴候から診断する…………38
第 6 章　脳神経障害を診断する ……………45
第 7 章　協調運動障害を診断する…………56
第 8 章　痴呆を診断する ………………66
第 9 章　不随意運動を診断する……………76
第 10 章　総合症例問題 ………………85

（付）　症候別主要鑑別疾患 ………………109
索　引 ………………………………113

第1章

神経学的診断の基礎事項

❶ 3段階診断法を身につける
❷ 病因は症状の完成に至るまでの速度で決定する
❸ 症例問題

❶ 3段階診断法を身につける

　神経疾患の診断は3段階診断法で行うのがよい（**図1-1**）。第1のステップは、患者の愁訴および神経学的診察所見から病変部位を決定する。これを**解剖学的診断**という。第2のステップは、症状の発症様式から病因を決定する。これを**病因的診断**という。最終ステップは病変部位、病因および患者の年齢における疾患頻度などを基にして疾患を決定する。これを**臨床診断**という。正しい診断とはこのすべてが正解のことである。たとえば、脳梗塞の臨床診断が正しくても、病変部位の診断が誤っていれば誤診と考える。解剖学的診断法は第2章以降で繰り返して解説するので、本章では病因的診断法について述べる。

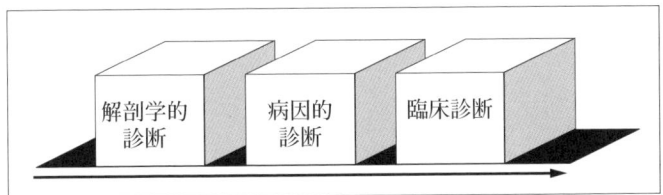

図1-1
3段階診断法

第1章　神経学的診断の基礎事項　　*1*

❷ 病因は症状の完成に至るまでの速度で決定する

　神経筋疾患のおもな病因には**血管障害性、炎症性（感染性および免疫性）、占拠性（腫瘍性）、変性、遺伝性、機能性、脱髄性、代謝性および中毒性**の9つがある。この9病因を記憶し、このなかから病因を選べば誤診は少なくなる。
　病因は発症様式で決定する。発症様式は、発症から完成に至るまでの症状の進行の速さで次の5つに分類する。
　(1) **発症時刻（何時何分）**を特定することができれば**突発性**と診断する。血管障害や機能性疾患（てんかん、片頭痛など）が代表である。
　(2) **1週間以内**で症状が極期に至れば**急性**と診断する。感染症などの炎症性疾患が代表である。
　(3) **数週間から数か月**で極期に至れば**亜急性**と診断する。結核性、真菌性髄膜

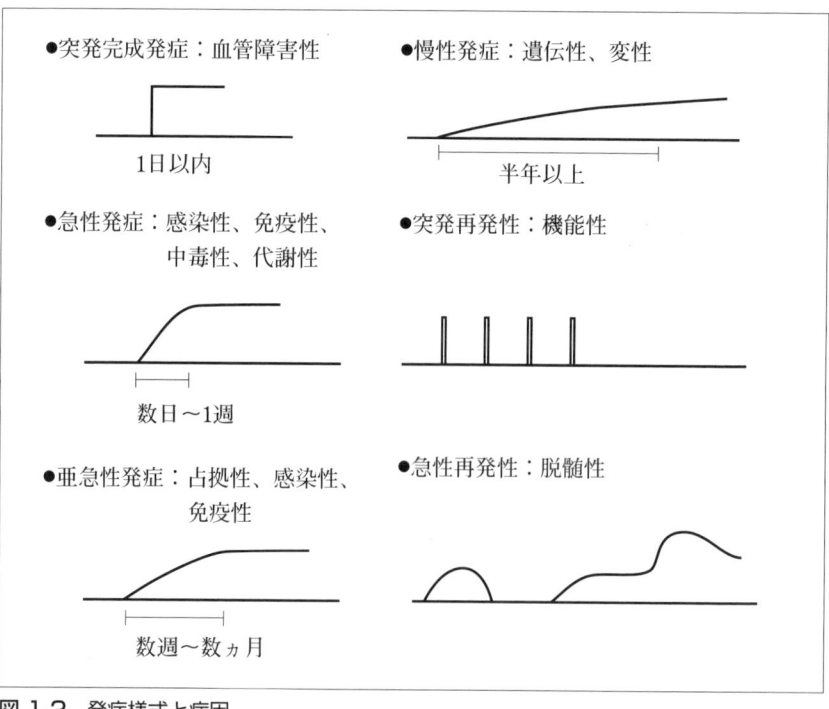

図 1-2　発症様式と病因

炎や脳腫瘍が代表である。

(4) **半年以上にわたってゆっくりと進行すれば慢性**と診断する。変性や遺伝性疾患が代表である。さらに、

(5) **繰り返し起こっていれば再発性**と診断する。突発再発性には血管奇形、機能性（神経痛発作、てんかんなど）、代謝性（低血糖など）があり、急性再発性は自己免疫性疾患［多発性硬化症、神経ベーチェット（Behçet）病、重症筋無力症など］の特徴である。

発症様式は図示すれば一目瞭然となるので図示する習慣を身につけることが大切である（図1-2）。各病因の発症様式の特徴を示す。

❸ 症例問題

症例問題の病歴から発症様式を図示して病因的診断を下し、さらに解剖学的診断および臨床診断をしてみよう。

例題1

65歳、男性。
病歴：本日午後2時ごろ、突然激しい頭痛が起こり、嘔吐した。これまで同様の激しい頭痛の既往はない。頭痛が軽快しないために6時間後に救急車で来院。
神経学的所見：意識は傾眠で、時どき頭痛を訴えて不穏状態になる。頭部の前屈で抵抗がある。脳神経系は正常。四肢に運動、感覚障害はなく、腱反射もすべて正常。
病因的診断（図示すること）、解剖学的および臨床診断はなにか？

解答1

通常は解剖学的診断、病因的診断の順で行うが、本章では病因的診断を最初に行なってみる。主訴の頭痛の経過を図1-3に示す。

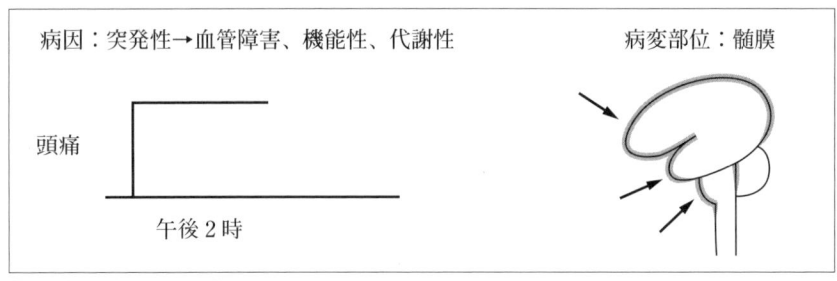

図 1-3　例題 1 の解答

　発症が午後 2 時と特定できるので突発性と診断する。突発性では、血管障害性と機能性を第 1 に考える。占拠性（脳腫瘍）、感染性（脳炎、髄膜炎）でも頭痛が起きるが、急性ないし亜急性に発症し、発症時刻まで特定することはできない。
　血管障害性の頭痛としては、クモ膜下出血と脳出血がある。脳梗塞は嘔吐をともなう激しい頭痛を起こすことはないので否定してよい。機能性の頭痛としては片頭痛がある。片頭痛が本症例のように前徴をともなわずに半日以上持続することもある。しかし、片頭痛は突発性とともに再発性を特徴とするので、頭痛の既往がない本症例では片頭痛の可能性は小さい。
　病因が血管障害性、機能性のいずれなのかは神経学的診察所見で鑑別する。神経学的に異常があれば血管障害性頭痛、なければ機能性頭痛と考える。本例では意識障害と項部硬直の神経学的異常所見があるので血管障害性を考える。項部硬直とは頚部の前屈で抵抗性があることをいう。痛覚受容体に富む髄膜が刺激されると頭痛、嘔吐が生じ、さらに髄膜を貫通する頚部神経根が刺激されて項筋にスパスムが生じて項部硬直が起きる。下肢の挙上で大腿屈筋にスパスムが起きることもあり、ケルニヒ（Kernig）徴候と呼ばれる（図 1-4）。
　頭痛、嘔吐、項部硬直およびケルニヒ徴候は代表的な髄膜刺激徴候であるので覚えることが大切である。本例の解剖学的診断は髄膜、病因は血管障害性、したがって臨床診断はクモ膜下出血になる。脳出血では脳実質が損傷されるので、発症当初から片麻痺、共同偏視、失語などの脳実質症候が出現するので本例では否定できる。最終の臨床診断は年齢を考慮に入れて脳動静脈奇形ではなく、脳動脈瘤破裂によるクモ膜下出血とする。

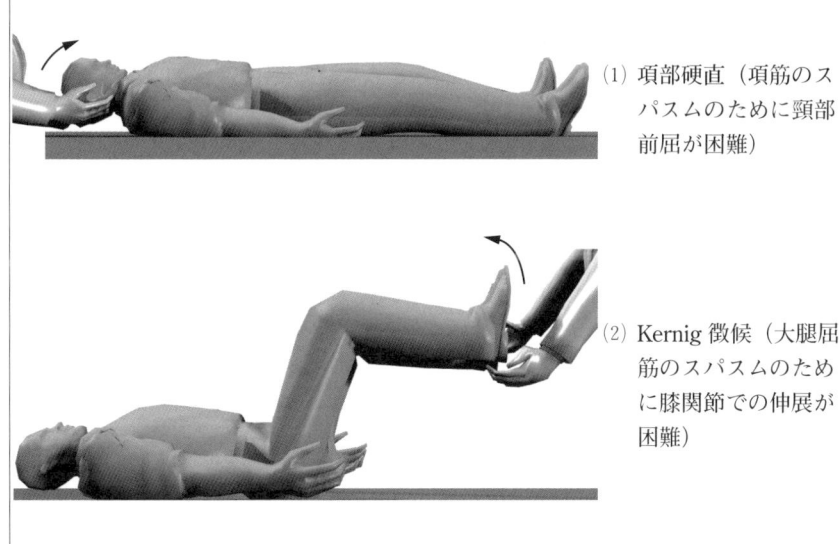

図 1-4　髄膜刺激症候：髄膜に刺激性病変があると、筋のスパスムを生じる

例題 2

28歳、男性。

病歴：昨日まで元気に仕事し、昨夜は遅くまで飲酒した。本日朝起床時に両下肢が麻痺して起立できなかった。また、両手の力も入りにくかった。感覚障害や言語障害はない。症状の増悪はないが、昼になっても改善しないので受診。約1年前に起床時に両下肢の軽度脱力があったが、その時は昼までに消失した。家族に同様の疾患はない。

神経学的所見：意識清明。脳神経は正常。両上肢に中等度、両下肢に高度の弛緩性麻痺を認め、腱反射は減弱し、病的反射は陰性。四肢筋に萎縮や筋線維束攣縮は認めない。排尿障害、感覚障害はない。

病因的診断、解剖学的および臨床診断はなにか？

解答2

本例でも病因的診断を最初に行う。発症時刻は特定できないが、睡眠中に四肢麻痺が起きているので突発性と診断する（図1-5）。

以前に同様の症状の既往があるので突発性、再発性になり、病因として血管障害性（血管奇形）、代謝性、機能性が考えられる。脱髄性（多発性硬化症）などの自己免疫疾患も再発を特徴とするが、急性再発性を特徴とし、本例では否定してよい。

上記のいずれなのかは神経学的診察所見で決定する。すなわち、中枢神経障害であれば血管障害性を第1に考えるが、末梢神経あるいは筋肉障害であれば血管障害性は否定してよい。その理由は、末梢神経や筋肉に左右対称性にしかも同時に血行障害が起きることはありえないからである。解剖学的診断の進め方は次章以降で繰り返し述べていくので本章では簡単に述べる。中枢神経障害による四肢麻痺は錐体路障害が原因であるので下肢に腱反射亢進と病的反射を必ず認める。本例ではないので、中枢神経の病変は否定できる。末梢神経障害では腱反射消失を認めるのが特徴であり、本例では腱反射が保たれているので否定できる。したがって、本例では筋肉障害が考えられる。弛緩性麻痺、感覚障害がない、腱反射が保たれている点は筋肉障害に合う。したがって、解剖学的診断は筋肉、病因的診断は血管障害が否定できるので代謝性あるいは機能性になる。臨床診断では発作性、再発性に四肢麻痺を起こすもっとも頻度の高い筋肉疾患を考え、周期性四肢麻痺が第1にあげられる。本例のような孤発性の

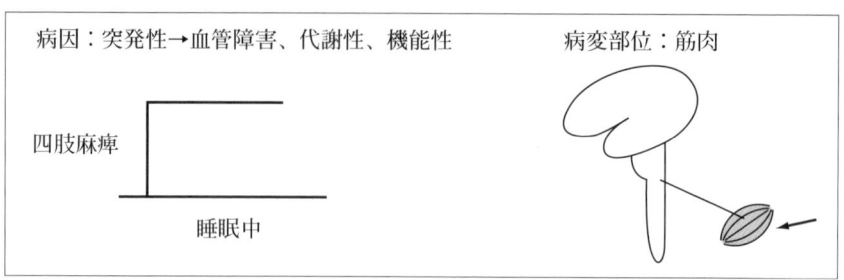

図1-5　例題2の解答

周期性四肢麻痺は低カリウム血症が原因のことが多く、さらに男性患者では甲状腺機能亢進症を合併していることが多い。重症例では、呼吸筋、顔面筋、眼筋も障害され麻痺する。

例題 3

32歳、女性。

病歴：10日前から急に両眼の視力が低下した。視力はしだいに悪化し、人の顔を見た時に中心部がぼやけて見にくくなり、色も判然としなくなった。また、数日前から両足に力が入らなくなり、本日は起立や歩行ができなくなった。また、尿意はあるが、排尿ができなくなった。両足の感覚も鈍い。

神経学的所見：意識清明。知能正常。両眼視力は低下し、中心視野障害を認める。眼底で視神経乳頭部は正常。瞳孔は散大し、対光反射は減弱。他の脳神経機能は正常。両下肢は対麻痺で、筋トーヌスは亢進（痙性）。腱反射は上肢は正常、両下肢で高度に亢進し、バビンスキー反射陽性で、持続性の膝間代が出現。腹壁反射は両側性に消失。乳部以下に両側性の全感覚低下を認める。尿閉の状態。

病因的診断（経過を図示）、解剖学的および臨床診断はなにか？

解答 3

本例でも病因的診断を最初に行う。両側性の視力障害と両下肢の運動、感覚障害が1週間にわたって進行しているので急性発症と診断する（次ページ図1-6）。

急性発症では炎症性（感染、免疫）を第1に考えることが大切である。

次に、解剖学的診断を行なってみる。視覚障害では中心視野が障害されており、これは視神経特有の徴候であるので覚える。視神経は対光反射の求心路でもあるので、視神経障害では本例のように対光反射が障害される。大脳で視覚中枢の後頭葉に至る視覚経路が障害されても視野が障害されるが、同名半盲と対光反射が保たれることが特徴である。本症例では両眼に視力障害と中心視野障害があるので、両側の視神経が同時に障害されたと考えるよりも両側の視神

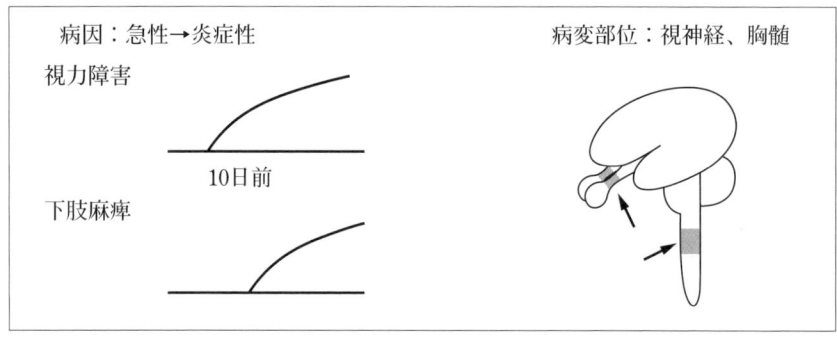

図 1-6　例題 3 の解答

経が交叉する部位を病巣と考える。解剖学的診断においてもっとも重要なことは、病巣はできるだけ 1 か所を考えることである。

　両下肢麻痺（対麻痺という）は中枢神経、末梢神経、筋肉のいずれの障害でも生じる。本例では両下肢に腱反射亢進と病的反射を認めるので中枢神経の障害である。さらに、上肢には異常がないので病変部位は胸髄か腰髄を考える。胸髄障害による下肢麻痺は錐体路障害が原因であるために下肢で腱反射亢進と病的反射が出現する。一方、腰髄障害による下肢麻痺では下肢に腱反射消失と弛緩性麻痺が起きる。したがって、本例は胸髄障害になるが、感覚障害の上限が第 4 ～ 5 胸髄レベルにあるのでここを病変部位と考える。

　解剖学的診断は視神経交叉部および第 4 ～ 5 胸髄、病因的診断は炎症性である。臨床診断は急性視神経脊髄炎になるが、患者の年齢で急性視神経脊髄炎を起こすもっとも頻度の高い疾患を考えると臨床診断の第 1 は多発性硬化症になる。多発性硬化症は自己免疫性の脱髄疾患で、日本人では本症例のように視神経炎と横断性脊髄炎を起こすことが多い。本例のように両側性視神経炎と横断性脊髄炎が数週以内に相次いで起きた多発性硬化症はデビック（Devic）病とも呼ばれる。

例題 4

62 歳、男性。

病歴：約1年前から右手がふるえだし、徐々に増悪してきた。半年前から着脱衣がすみやかにできなくなり、最近は寝返りが不自由になった。また、歩行も不自由になり、つまずいて転倒することが多くなった。家系に同様の患者はない。

神経学的所見：知能は正常。顔面の表情が乏しく、言葉は小さい。頸、四肢の筋トーヌスが亢進し（強剛）、動作が緩慢である。右上肢に粗大な静止時振戦を認める。小脳失調、感覚・排尿障害はなく、腱反射も正常。

病因的診断（経過を図示）、解剖学的および臨床診断はなにか？

解答4

病因的診断を最初に行う。1年前からふるえ、半年前から体の動きが不自由になり、徐々に進行しているので（図1-7）、慢性と診断する。

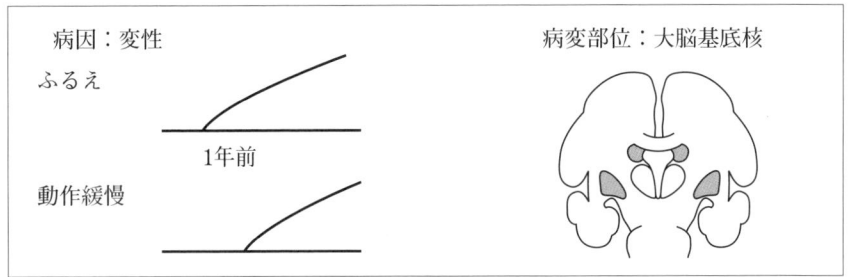

図1-7 例題4の解答

したがって、病因として変性、遺伝性を第一に考えるが、家族歴がないので遺伝性は否定できる。腫瘍性も進行性経過を示すが、症状の進行は速く、通常は亜急性経過（数週～数ヵ月で症状完成）を示す。

解剖学的診断を行なってみる。本例では不随意運動（振戦）、筋強剛と動作緩慢が認められている。これらは代表的なパーキンソン症候であり、大脳基底核を中心にする錐体外路系の神経症候である。解剖学的診断が上達するためには、このようなある特定の部位の障害でのみ出現する局所徴候（focal sign）を覚えることが大切である。

第1章 神経学的診断の基礎事項

本例の解剖学的診断は錐体外路系（大脳基底核）、病因は変性になる。患者の年齢における疾患頻度を考慮に入れて臨床診断を決定するとパーキンソン病が第1に考えられる。

第 2 章

解剖学的診断の進め方

❶ 正しい神経学的診断を目指す
❷ 中枢神経の簡略図を描き、推定病変部位を塗り込む
❸ 解剖学的診断の基本的進め方
❹ 例題

❶ 正しい神経学的診断を目指す

　解剖学的診断と病因的診断が正しければ臨床診断を誤ることは少ない。臨床診断の誤りは病因的診断より解剖学的診断の誤りが原因のことが多い。逆にいえば、解剖学的診断ができずに臨床診断が当たったことを喜ぶことは恥ずべきである。たとえば、突然複視をきたした高齢者において、病因的診断は脳血管障害、CTで大脳に散在性の梗塞を認めたことから臨床診断は脳梗塞と下したとする。このような臨床診断は恥ずべきである。大脳の梗塞で複視が起きることはなく、大脳の梗塞は患者の症状とは無関係と判定することが正しい。

　解剖学的診断はやさしくはないが、上達すれば病因的診断と同様に問診だけで解剖学的診断が下せるようになる。そのためには、脳脊髄の解剖学的知識がある程度必要になる。

❷ 中枢神経の簡略図を描き、推定病変部位を塗り込む

　大まかな中枢神経の全体図（図 2-1）と簡略した脳脊髄の水平断（図 2-2）を描けるようになってほしい。水平断図には、運動路（錐体路）と感覚路を描く。大事なことは、第1章の例題の解答で示したように図の中に推測される病変部位を塗り込むことである。筆者の経験では、この方法が解剖学的診断の最良の上達法である。その際、心得ることは、**病変部はできるだけ小さくかつ1か所にする**ことである。すなわち、神経症候がいくら多彩であっても、それらの症候を呈しえる個所を見つける姿勢を養うことが大切である。縦軸方向の病変の広がりは大脳から脊髄に至る神経軸（neuraxis）に塗り込み　（図 2-1）、横軸方向の病変の広がりは水平断面に塗り込むようにする（図 2-2）。

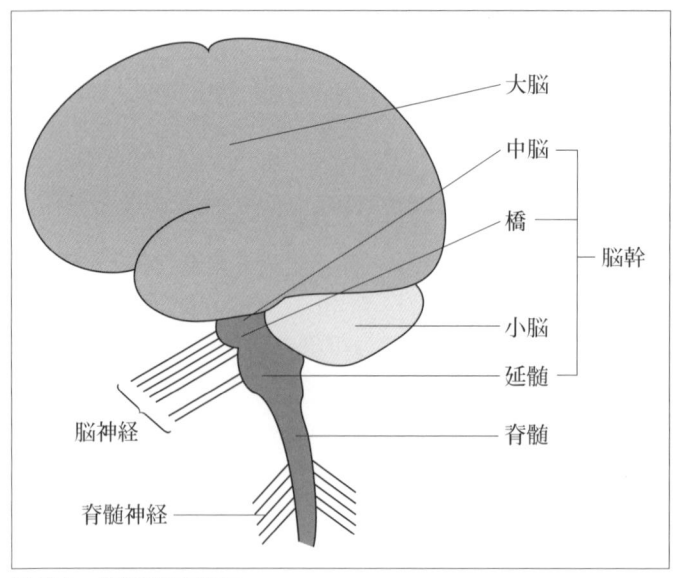

図 2-1　神経系の見取図

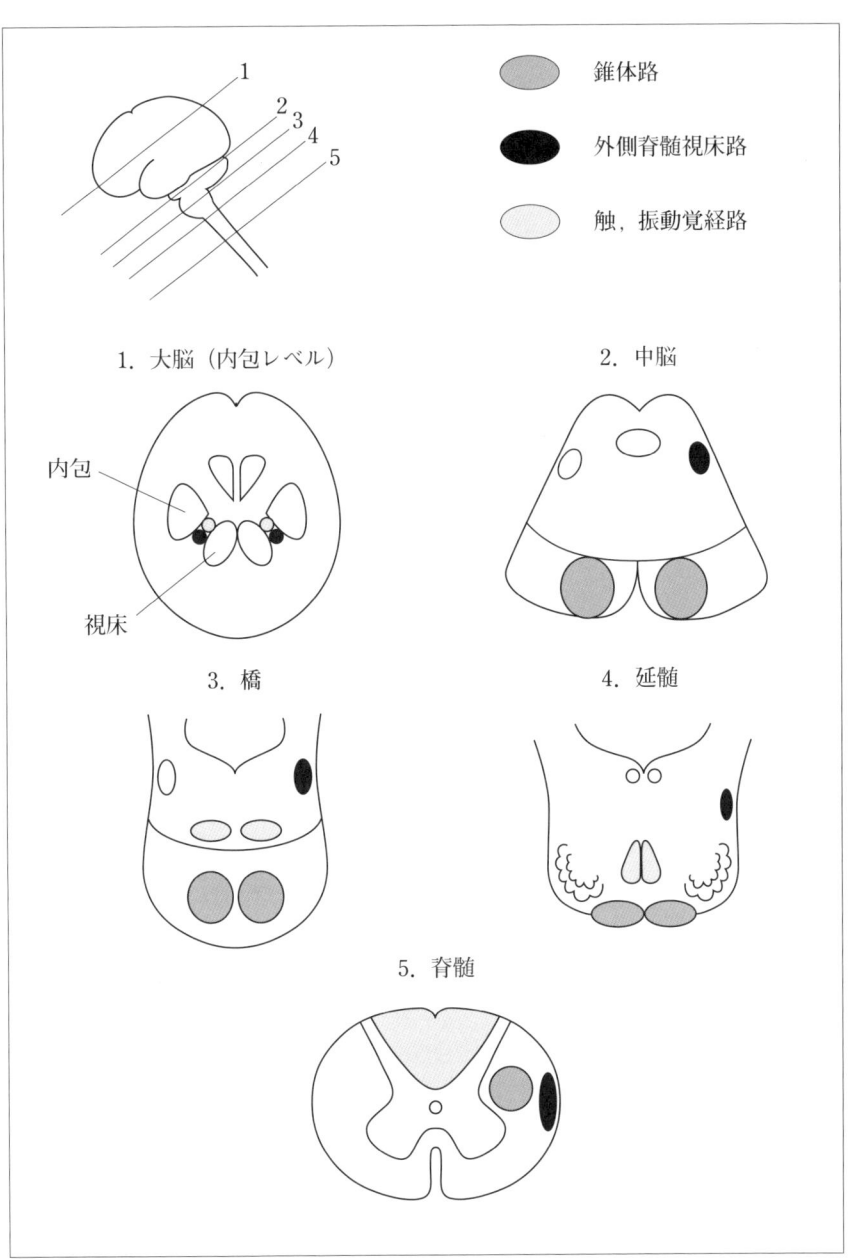

図 2-2 中枢神経水平断面

❸ 解剖学的診断の基本的進め方

では、解剖学的診断はどのように進めるのであろうか。手順を図2-3に示す。

第1章でも述べたが、最初に病変が**中枢神経系**（大脳、脳幹、小脳および脊髄）、**末梢神経系**（脳神経および脊髄神経）、**筋肉**のいずれにあるのかを決定するのがよい。中枢神経系障害であれば、次に病変部位が**大脳〜脳幹なのか脊髄なのか**を決定するのがよい。この手順で進めれば解剖学的診断の間違いは少なくなる。

最初の中枢神経系、末梢神経系、筋肉の鑑別には、**筋萎縮、腱反射、感覚障害**の3症候をもっとも重視する（表2-1）。

① **筋萎縮**

筋肉疾患や筋肉を直接支配する下位運動ニューロン（脊髄前角細胞および運動神経）障害では筋萎縮が起きる。一方、中枢神経系の上位運動ニューロン（大脳運動野から出て脊髄前角細胞に至る錐体路）の障害では運動麻痺は起きるが、直接筋肉を支配していないので筋萎縮は起こらない。

② **腱反射**

末梢神経系障害では反射弓が障害されるので早期から反射が消失する。錐体

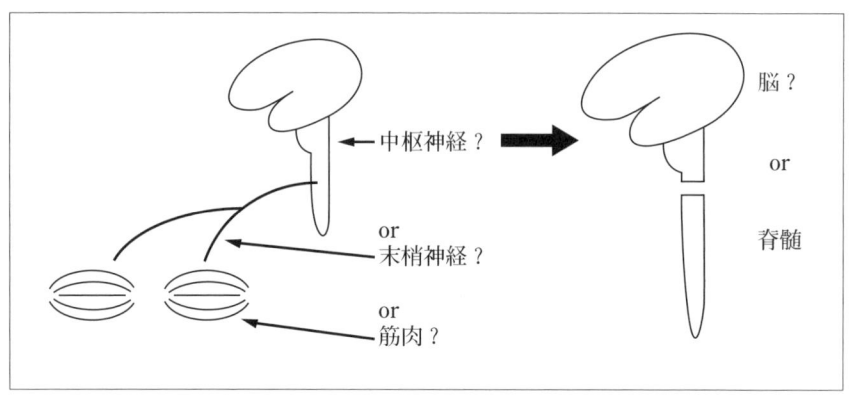

図2-3 解剖学的診断の進め方
　　　　最初に病変部位が中枢神経障害、末梢神経、筋肉のいずれにあるのかを診断する。
　　　　中枢神経障害が疑われれば、脳障害なのか脊髄障害なのかを鑑別する。

表2-1 中枢神経、末梢神経、筋肉障害の臨床的特徴

	中枢神経障害	末梢神経障害	筋肉障害
腱反射	亢進	消失	正常→消失
筋トーヌス	痙縮	弛緩	正常→弛緩
筋萎縮	なし	あり	あり
筋線維束攣縮	なし	あり	なし
感覚障害	不定	通常はあり	なし
その他の特徴	片麻痺	神経根痛	筋圧痛

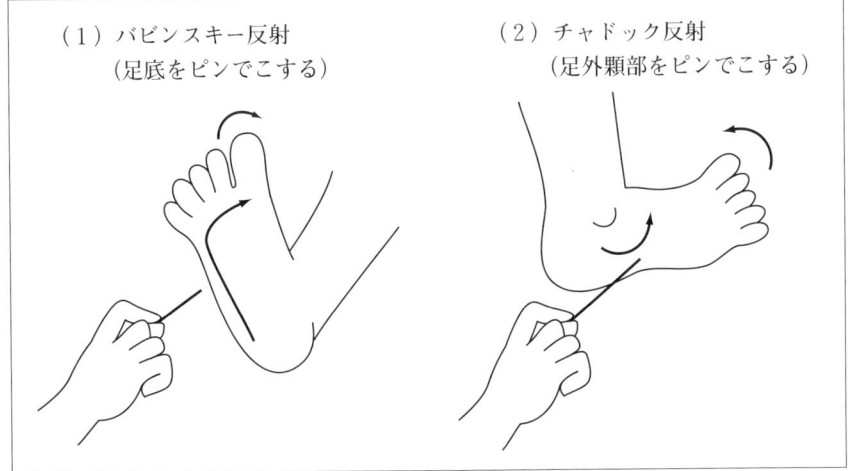

図2-4 病的反射：錐体路障害で出現する母趾背屈反射

路障害では反射弓への中枢抑制が解除されるために腱反射は亢進する。また、病的反射と呼ばれるバビンスキー（Babinski）反射、チャドック（Chaddock）反射が陽性になる（図2-4）。筋肉疾患では筋萎縮が高度になれば腱反射は消失するが、発症早期には腱反射は保たれる。麻痺筋のトーヌスも大事である。末梢神経障害では反射弓が障害されて筋トーヌスは低下する（弛緩性麻痺）が、錐体路障害では亢進する（痙性麻痺）。

③ 感覚障害

筋肉疾患では感覚が障害されることはない。末梢神経障害では運動神経と感

覚神経が並走しているので、通常は運動麻痺部に全感覚障害が起きる。中枢神経障害では、感覚障害の様式は多様である（理由は次章以降で述べていく）。

❹ 例題

例題で病変が中枢神経系、末梢神経系、筋肉のいずれにあるのかを診断してみよう。

例題1

28歳、女性。
病歴：1週間前に感冒に罹患。2日前から両下肢に脱力が出現し、しだいに起立、歩行が困難になってきた。昨日からは上肢にも脱力が出現し、挙上や握力が弱くなった。嚥下、呼吸は正常で四肢にしびれ感はない。
入院時所見：発熱なく、理学的にはほぼ正常。神経学的には意識清明で脳神経の機能は正常。四肢に筋萎縮はないが、上肢に中等度、下肢に高度の筋力低下を左右対称性に認める。下肢で筋トーヌスは低下。ラセーグ徴候が両側で強陽性。腱反射は消失し、病的反射は陰性。下肢で全感覚が軽度低下。
解剖学的、病因的および臨床診断はなにか？

解答1

解剖学的診断を行なってみる。両側対称性の筋力低下が下肢から上肢に進行している。このような左右対称性の運動障害は中枢神経、末梢神経、筋肉のいずれの障害でも起きる。したがって、筋萎縮、腱反射、感覚障害の有無で鑑別する。本例では腱反射が消失し、ラセーグ（Lasègue）徴候が陽性なので末梢神経障害である。筋トーヌスが低下し、全感覚が障害されている点も末梢神経障害に一致する。このように左右対称性に多数の末梢神経が障害される病態をポリニューロパチー（polyneuropathy）という。ラセーグ徴候陽性は末梢神経の近

位部の神経根に病変があることを意味している。

　病因的診断では、感冒後に発症し、症状が数日以上にわたって進行しているので急性発症であり、炎症性（感染、免疫、脱髄）を第1に考える。解剖学的診断は神経根を含む末梢神経、病因的診断は炎症性、したがって臨床診断は急性多発根神経炎（acute polyradiculoneuropathy）になる（図2-5）。

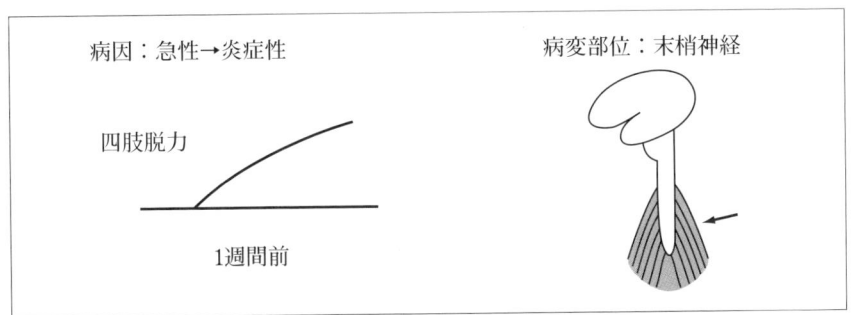

図2-5　例題1の解答

　本例のように感覚より運動が優位に障害される急性多発根神経炎で頻度がもっとも高いのはギラン・バレー（Guillain-Barré）症候群である。ギラン・バレー症候群はウイルスや細菌の感染後に免疫性機序で発症する脱髄性多発根神経炎である。

例題2

　72歳、男性。
　病歴：本日午前10時庭で水まきをしている時に倒れた。右半身に麻痺があるので救急車でただちに来院。
　入院時所見：血圧180/100mmHg。脈拍54/分、不整。意識混迷。自発言語なし。眼球は左方偏位。疼痛刺激で右顔面の動き不良。右上下肢に弛緩性の完全麻痺あり。痛覚も右で低下。腱反射は右で減弱し、右足で病的反射陽性。
　解剖学的、病因的および臨床診断はなにか？

解答2

　解剖学的診断では、最初に中枢神経系、末梢神経系、筋肉のいずれの障害なのかを考える。本例は片麻痺なので中枢神経障害と断定してよい。筋肉や末梢神経障害で片麻痺が起きることはけっしてない。片麻痺は錐体路障害で起こり、筋トーヌスの亢進（痙縮）、腱反射亢進、病的反射を認める。しかし、本例のような突然の錐体路障害では発症直後に一過性に弛緩性麻痺と腱反射減弱を呈することがあるが、このような時期でも病的反射（バビンスキー反射）は必ず認める。錐体路徴候の中では病的反射がもっとも重要である。中枢神経系障害と診断できたので、次に病変が大脳〜脳幹なのか脊髄にあるのかを決定する。本例では顔面筋の麻痺があるので、これだけで病変は大脳〜脳幹にあるといえる。さらに病変部位を特定すれば、自発言語の喪失を運動失語と判定すると前頭葉の病変が考えられる。

　病因的診断では、突発発症であるので血管障害性を第一に考える。解剖学的診断は左前頭葉、病因は血管障害性、したがって臨床診断は脳血管障害となる（図 2-6）。

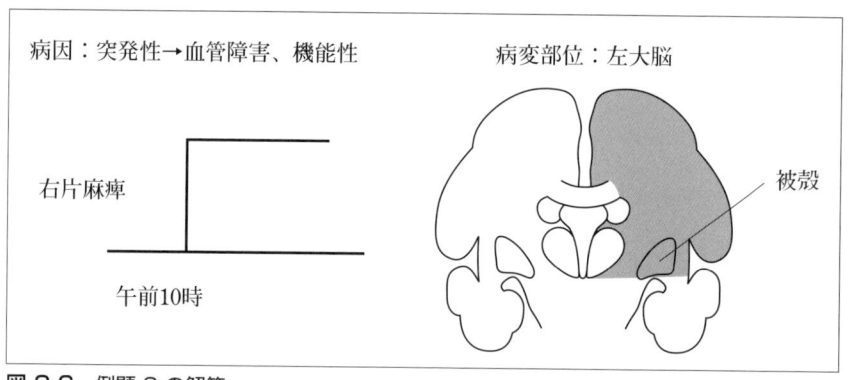

図 2-6　例題2の解答

　脳血管障害では最初に脳梗塞、脳出血、クモ膜下出血を鑑別し、脳梗塞であればアテローム血栓性脳梗塞、ラクナ脳梗塞、心原性脳塞栓を鑑別する。本例は発症当初から脳実質症候の片麻痺があるので脳出血か脳梗塞である。脳出血

では病変部位はその好発部位から選ぶことが大切である。脳出血の5大好発部位は被殻、視床、小脳、橋、大脳皮質下白質であり、このなかで片麻痺をもっとも起こしやすい部位は被殻である。脳梗塞であれば、不整脈の存在と数分以内に症状が完成していることから心原性脳塞栓が第1に考えられる。したがって、臨床診断は被殻出血か中大脳動脈の心原性脳塞栓になる（図2-6）。本例ではこの両者の鑑別は困難であり、CT検査が必要である。

例題3

28歳、女性。

病歴：約2か月前から物が2つに見えるようになった。1か月前ごろから四肢脱力を自覚し、最近は階段の上りや長く歩くと途中で休息が必要になった。これらの症状は午前中には軽く、夕方になるとひどくなる。

入院時所見：全身理学的には甲状腺腫大、発汗過多、頻脈を認める。眼球突出はない。両眼瞼は軽度下垂し、眼球運動は全方向で軽度の制限があり、複視を訴える。眼輪筋、口輪筋も軽度弱く、軟口蓋の挙上も弱い。頸部以下四肢に中等度の筋力低下を認める。筋萎縮はなく、筋トーヌスは正常。腱反射は正常で病的反射は陰性。感覚障害、自律神経障害はない。

解剖学的、病因的および臨床診断はなにか？

解答3

　左右対称性の筋力低下は中枢神経、末梢神経、筋肉のいずれの障害でも起こりえる。したがって、筋萎縮、腱反射、筋トーヌス、感覚障害で鑑別する。本例では腱反射亢進がなく、病的反射も陰性であり、中枢神経障害は否定できる。末梢神経障害では早期から腱反射が消失するが、本例では腱反射は正常なので末梢神経障害も否定できる。したがって、病変部位は筋肉になる。腱反射が保たれて感覚障害がない点は筋肉障害に合う。しかし、合わない点として、発症後2か月経過しているのに筋萎縮がない、筋力低下に高度の日内変動がみられる点がある。筋肉疾患で疲れやすさは起こっても筋力低下に高度の日内変動を

認めることはない。この現象は神経筋接合部障害で起きることを覚えることが大切である。神経終末部から筋肉への興奮伝達が障害されているために、筋活動電位がすぐに減弱し、筋力低下に高度の日内変動が生じる。その代表的な疾患には重症筋無力症とランバート・イートン（Lambert–Eaton）筋無力症候群がある。鑑別点は後者では眼筋麻痺が起こりにくく、腱反射が消失していることがあげられる。

病因的診断では、解剖学的診断が神経筋接合部であるので免疫性と中毒性（ボツリヌス毒素）を考えるが、2か月以上にわたり進行していることから免疫性である。疾患頻度を考慮に入れて臨床診断を下すと重症筋無力症が第1にあげられる（図2-7）。

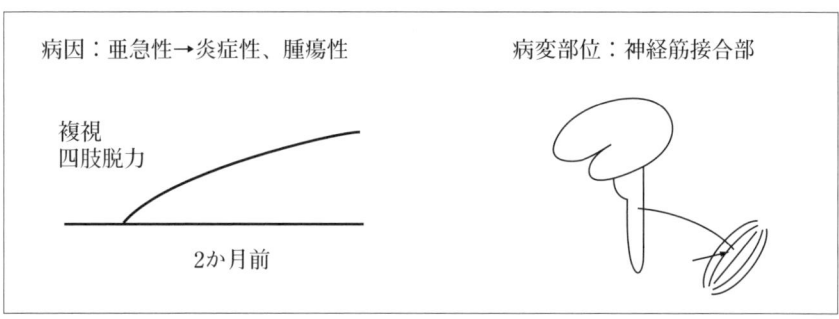

図 2-7　例題3の解答

確定診断のために、
①抗コリンエステラーゼ薬（テンシロン）注射による筋力回復、
②末梢神経電気刺激による誘発筋電図で筋の易疲労性、
③血清抗アセチルコリン受容体抗体
を調べる。

第3章

腱反射から診断する

❶ 反射所見を正しく解釈できる
❷ 反射所見を正しく解釈できる
❸ 例題
❹ 問題

❶ 反射所見を正しく解釈できる

　本章では、反射所見から解剖学的診断を行う。反射所見だけから中枢神経障害と末梢神経障害を鑑別できるので、各反射の意義を正しく理解する。
　反射には**深部腱反射**、**表在反射**、**病的反射**がある。反射の所見には**亢進**、**正常**、**消失**あるいは**陽性**、**陰性**がある。大事なことは、亢進だけが病的を意味する反射、逆に消失だけが病的を意味する反射、その両方が病的を意味する反射、陽性が病的を意味する反射、陰性が病的を意味する反射があることを知っておく（図3-1）。

❷ 反射所見を正しく解釈できる

① 深部腱反射

　重要な深部腱反射は、下顎反射、上肢の二頭筋反射、三頭筋反射、下肢の膝蓋腱反射、アキレス腱反射である（図3-1）。深部腱反射の判定は亢進（＋＋，＋＋＋）、正常（＋）、消失（－）を用いる。

四肢の腱反射では亢進と消失の両方が病的状態を意味する。**腱反射の亢進は反射弓より高位で皮質脊髄路（錐体路）が障害**されていると考える。**腱反射の消失は反射弓が障害**されていることを意味し、求心路の感覚神経、遠心路の運動神経、反射弓の中枢の脊髄前角細胞のいずれかが障害されていると考える。

　一方、下顎反射は亢進だけが病的状態を意味し、陰性は正常状態である。**下顎反射の亢進は皮質橋路の両側性障害**を意味し、嚥下・言語障害を伴う場合は、仮性球麻痺と診断する。

② **表在反射**

　重要な表在反射は腹壁反射である（図3-1）。腹壁反射は消失だけが病的であるので（＋）と（－）で判定し、亢進（＋＋）の判定はしない。

腹壁反射の消失は錐体路障害と反射弓障害の両方で起きる。四肢の腱反射消

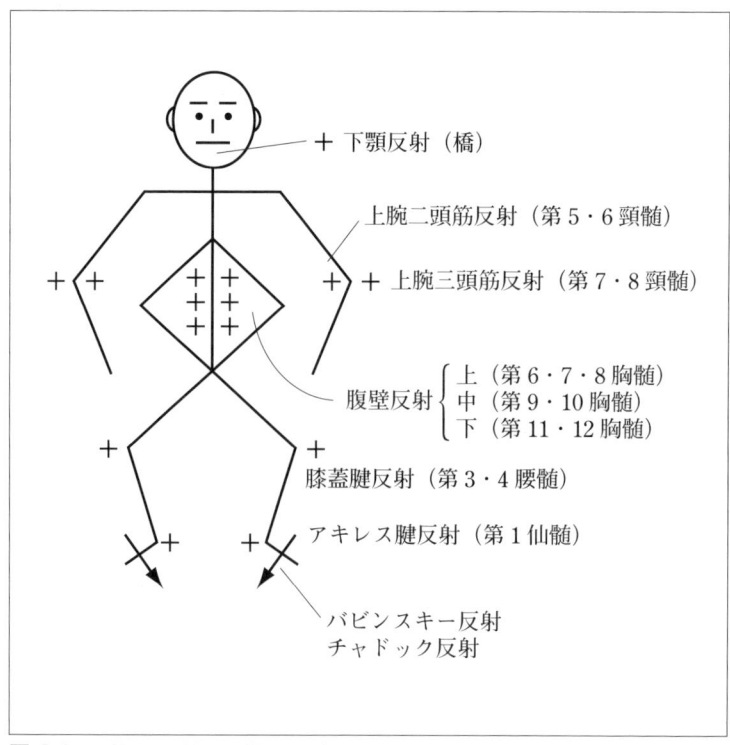

図 3-1　重要な反射の正常所見（反射弓の中枢）

失あるいは腹壁反射の一部だけが消失している場合には反射弓の障害を考え、四肢の腱反射が亢進している場合には錐体路障害を考える。

③病的反射

錐体路の障害で特異的に出現する反射で病的反射と呼ばれる。足のバビンスキー（Babinski）反射、チャドック（Chaddock）反射が代表的な病的反射である。判定は陽性（＋または↑）、陰性（－または↓）で行う。大事なことは、腱反射の亢進がなくても**病的反射が陽性であれば錐体路が障害**されていると考えることである。

錐体路が障害されると手にワルテンベルグ（Wartenberg）反射、膝、足関節にクローヌス（間代）が出現しやすくなるので必ず調べる。いずれも錐体路障害で脊髄反射が異常に亢進して起こる症候であり、判定は陽性、陰性である。

❸ 例題

次ページ図3-2に示した反射所見から中枢神経障害なのか末梢神経障害なのかを診断してみよう。できれば病変部位をできるだけ限局させてそのような反射所見を起こす代表的神経疾患を1つあげてみよう。

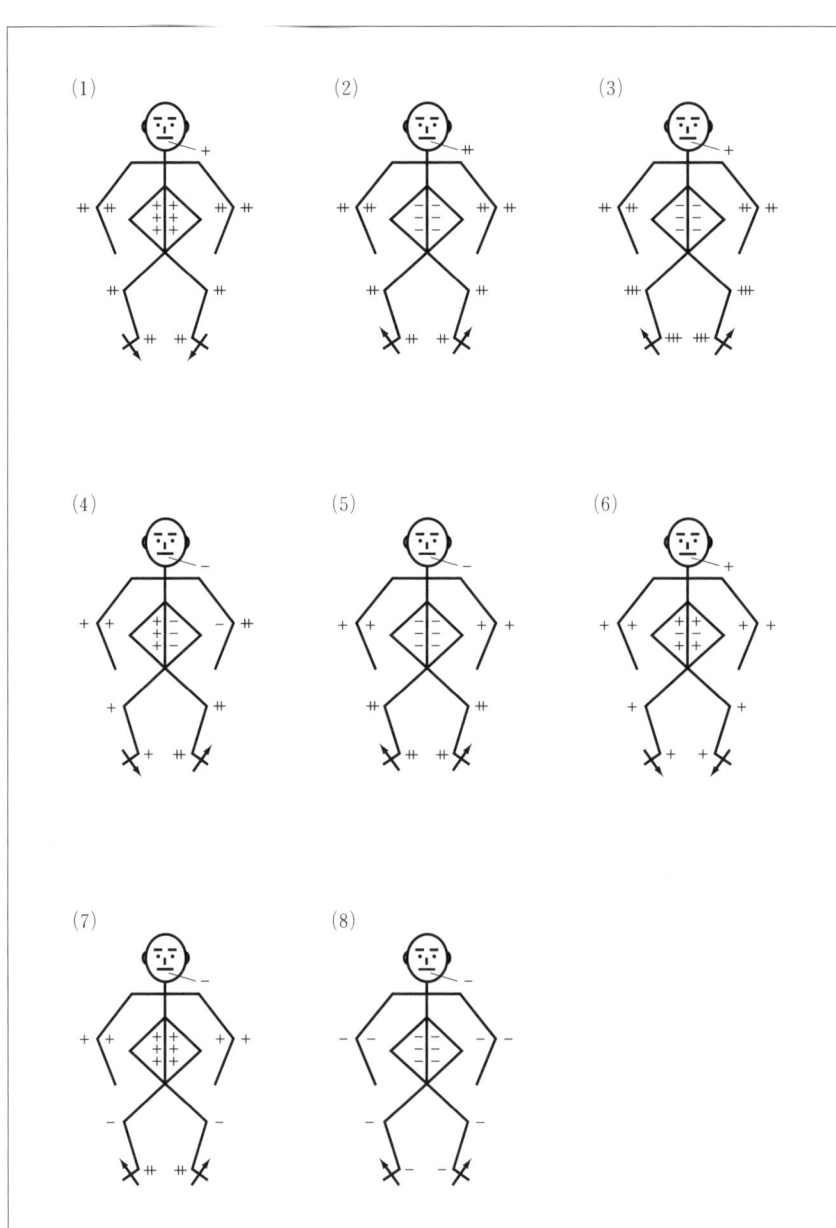

図 3-2 反射所見から病変部位はどこか？

解答

(1) 正解は正常である。下顎反射（＋）は正常である。四肢で腱反射は（＋＋）と亢進しているが、病的反射が陰性であるので錐体路は障害されていないと判定する。（＋＋）の亢進は正常人で認めることも多く、病的反射が陰性であれば正常と判断する。

(2) 正解は、中枢神経障害で、病変は前頭葉から上位脳幹（橋）間にある。下顎反射の（＋＋）は病的であり、皮質橋路の両側性障害を意味し、橋以上に両側性に病変があることを意味する。四肢の腱反射亢進は（＋＋）であるが、腹壁反射が消失し、病的反射が陽性であるので錐体路が両側性に障害されていると解釈する。錐体路の障害部位は、上肢の腱反射がすべて亢進しているので第4頸髄より高位にある。

解剖学的診断ではできるだけ1か所の病変を考えることが基本である。したがって、本例では橋以上で前頭葉から出る皮質橋路と錐体路の両方が障害されたと考える。本例で痴呆やパーキンソニスムの前頭葉症候があれば前頭葉の病変が考え、なければ上位脳幹の病変を考える。このような反射所見は多発脳梗塞でみられる。また、上位、下位の両方の運動ニューロンが選択的に障害される筋萎縮性側索硬化症でもこのような反射異常がみられる。

(3) 正解は中枢神経障害で、病変は高位頸髄から延髄間にある。下肢で病的反射が陽性なので錐体路が障害されている。しかも上肢で腱反射がすべて亢進しているので第4頸髄より高位で錐体路が障害されていると考える。一方、下顎反射は正常であるので皮質橋路は障害されていないと考える。したがって、病変部位は高位頸髄より高位で橋より下位になる。このような反射所見は脊髄腫瘍、後縦靱帯骨化症、頸椎症などによる頸髄の圧迫性脊髄症でみられる。

(4) 正解は中枢神経障害で、病変は左側第6頸髄レベルにある。左上肢の上腕二頭筋反射の消失は第6頸髄の反射弓障害を意味するので、そのレベルに病変があると考える。さらに、左側では上腕三頭筋反射、膝蓋腱反射、アキレス腱

反射のすべてが亢進し、腹壁反射が消失し、病的反射が陽性であるので錐体路が障害されている。解剖学的診断ではできるだけ１か所の病変を考えることが基本なので、第６頸髄レベルで左半側の脊髄が障害されたと診断すればすべてが説明できる。半側性の脊髄障害はブラウン・セカール（Brown–Séquard）症候群と呼ばれる。原因としては腫瘍や椎間板ヘルニアなどによる脊髄圧迫が多いが、多発性硬化症などの脊髄炎でも起きる。

　(5) 正解は、中枢神経障害で、病変は第８頸髄から第５胸髄間にある。下顎反射、上肢の腱反射がすべて正常なので、三頭筋の反射弓の第７頸髄より高位には病変はないと考える。しかし、腹壁反射（第６〜12胸髄）がすべて消失し、下肢で腱反射亢進と病的反射を認めるので錐体路が障害されていることは確実である。したがって、錐体路の障害部位は第８頸髄から第５胸髄間と考える。この反射所見に加えて、手に筋萎縮と感覚障害があれば第８頸髄障害、眼にホルネル（Horner）徴候があれば第１胸髄障害と考える。第２胸髄から第５胸髄の病変では胸部に髄節性の全感覚障害が生じる。
　このような反射所見は HTLV–I–associated myelopathy、多発性硬化症などの脊髄炎や癌の胸椎転移による脊髄圧迫でみられる。

　(6) 正解は末梢神経で、病変は第９〜10胸髄の神経根障害である。腹壁反射は、第９〜10レベルで消失しているが、それより高位、下位のレベルでは正常である。さらに、下肢に腱反射亢進や病的反射がないことから、この腹壁反射の部分的消失は錐体路障害によるものではない。したがって、反射弓の障害すなわち末梢神経障害によると判定する。このような反射所見を認める患者は障害レベルに一致して神経痛や帯状のしびれ感を訴えることが多い。しかし、他覚的には感覚障害は軽微である。その理由は、体幹の皮膚感覚は複数の髄節で重複支配されているために、１レベルの髄節障害では高度の感覚障害は起こらない。本例では第９〜10胸髄の神経根の障害が考えられるので、最初にすべき検査はX線やMRIによる脊椎破壊の検索である。

　(7) 正解は中枢神経障害で、病変は腰髄にある。膝蓋腱反射が消失し、アキレ

ス腱反射が亢進して病的反射が認められている。どのように解釈すればよいのであろうか。後者の2所見は錐体路徴候である。問4と同じ考え方で病変部位を決定する。すなわち、病変が膝蓋腱反射弓の第2～4腰髄レベルにあるために膝蓋腱反射が消失し、それより下位のアキレス腱反射は亢進していると考える。著者はこのような反射所見を実際に体験しており、いずれも黄色靱帯の骨化による腰髄圧迫が原因であった。

(8) 正解は末梢神経と脊髄の両方が障害されている。四肢の腱反射はすべて消失しているので、ポリニューロパチーを考える。しかし、バビンスキー反射が陽性であり、錐体路も障害されている。下顎反射が正常であるので、錐体路は脊髄レベルで障害されていると考える。

このような反射所見は脊髄と末梢神経の両方が障害されるスモン、神経梅毒、フリートライヒ（Friedreich）失調症でみられる。また、錐体路と脊髄前角細胞の両方が障害される筋萎縮性側索硬化症の進行期でも四肢の腱反射消失と病的反射陽性の両方の所見がみられる。

❹ 問題

図3-3のAからFレベルでの片側性障害で出現する上下肢の腱反射、腹壁反射、病的反射所見を図3-2にならって図示しなさい。

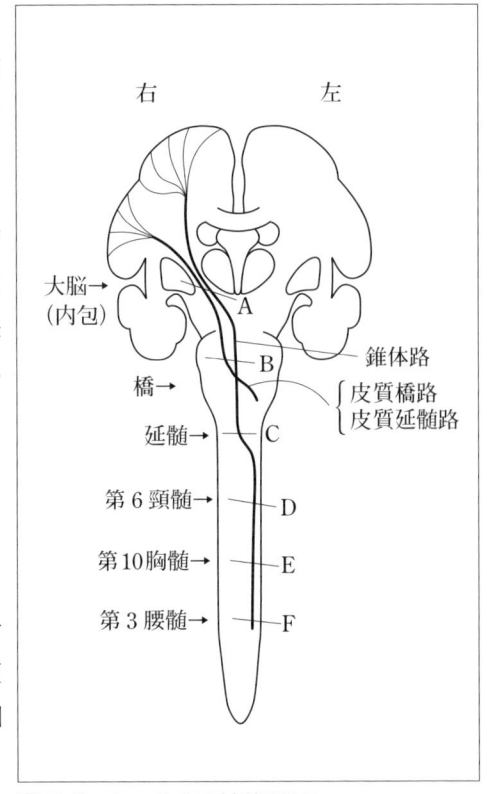

図3-3　A～Fの反射所見は？

解答

解答は図3-4に示す。

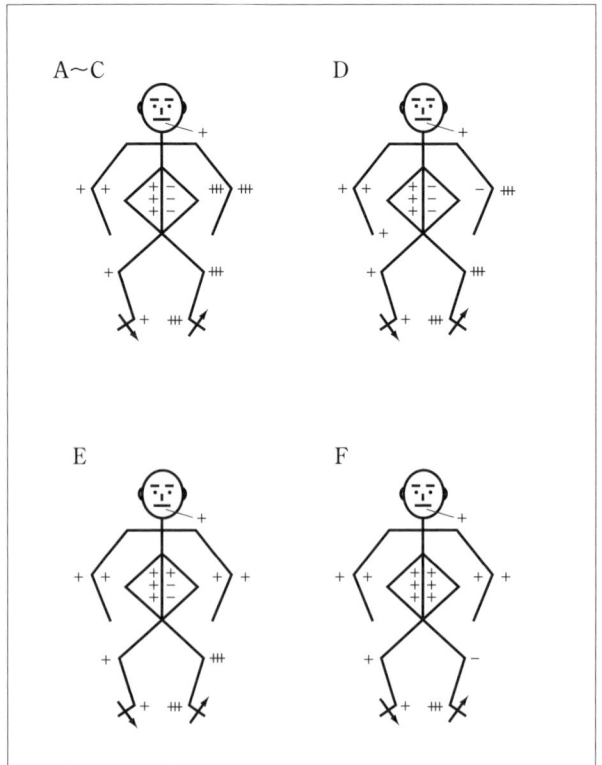

図 3-4 図 3-3 の反射所見

　下顎反射は皮質橋路の両側性障害で亢進するために、問題のような片側性障害では正常である。AからFのいずれでも反射異常は左半身に起きる。A，B，Cのどのレベルで障害されても反射所見は同一で、上肢以下に錐体路症候を認める。Dでは上腕二頭筋反射が消失し、それ以下に錐体路症候を認める。Eでは中、下腹壁反射が消失し、下肢で錐体路症候を認める。Fでは膝蓋腱反射が消失し、アキレス腱反射が亢進する。反射弓のレベルを知っていれば答えは容易である。

第4章

末梢神経障害を診断する

❶ 末梢神経の解剖を知る
❷ 末梢神経特有の神経症候を覚える
❸ 末梢神経障害の診断の基本
❹ 末梢神経障害の病因的診断
❺ 症例問題

❶ 末梢神経の解剖を知る

　末梢神経は**脳神経**と**脊髄神経**に大別される。末梢神経は運動、感覚および自律神経機能を有するが、この3機能すべてを持つ末梢神経から純粋運動神経など単一の機能しか持たない末梢神経まである。末梢神経は解剖学的には神経根と狭義の末梢神経から成る（次ページ**図4-1**）。神経根は前根と後根から成り、運動神経と自律神経が前根を形成して脊髄から出て、感覚神経が後根を形成して脊髄に入る。運動神経の神経細胞は脊髄および脳幹にあり、脊髄前角細胞あるいは脳幹運動核と呼ばれ、軸索を介して筋肉を支配する。これを下位運動ニューロンという（次ページ**図4-1**）。

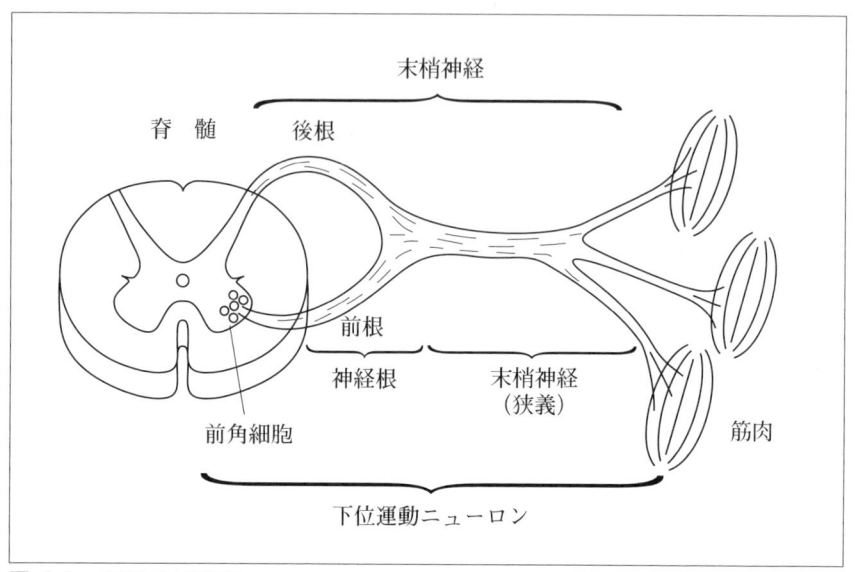

図 4-1　末梢神経の解剖

❷　末梢神経特有の神経症候を覚える

　以下の神経症候を認める場合、末梢神経障害を第1に考える。
　(1) **腱反射消失**：末梢神経障害では反射弓が障害されて早期に腱反射が消失する。
　(2) **全感覚障害と筋萎縮の併存**：感覚神経が障害されると温痛覚、振動覚など全感覚が障害され、運動神経が障害されると筋萎縮を生じる。
　(3) **手袋・靴下型の全感覚障害**：四肢遠位部に左右対称性に全感覚障害があれば多発神経障害（polyneuropathy）を考える。
　(4) **弛緩性の筋麻痺**：末梢神経障害では反射弓が障害されるために筋トーヌスが低下する。
　末梢神経近位部の神経根の障害も特徴的な症候を呈する（図4-2）。後根が障害されると髄節性の全感覚障害と神経根痛と呼ばれる疼痛を生じる。神経根障害と末梢神経障害では感覚障害の分布が異なる。神経根の皮膚感覚支配領域は髄節性支配と呼ばれる（図4-3）。四肢の一部分に感覚障害がある場合、障害範

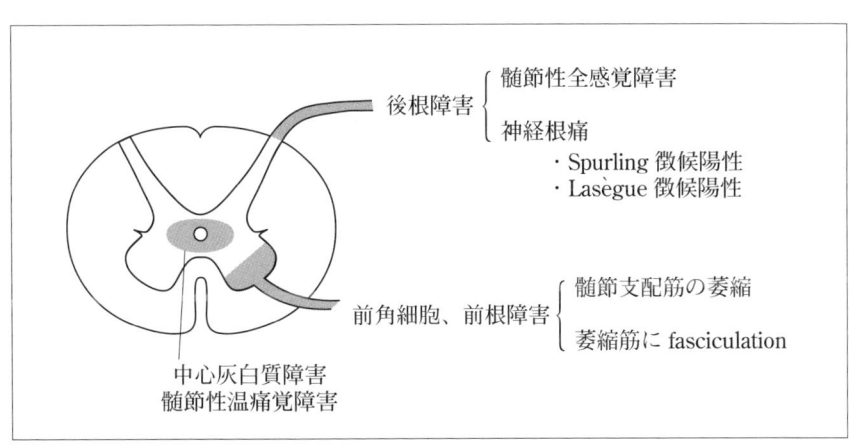

図 4-2　神経根障害の症候

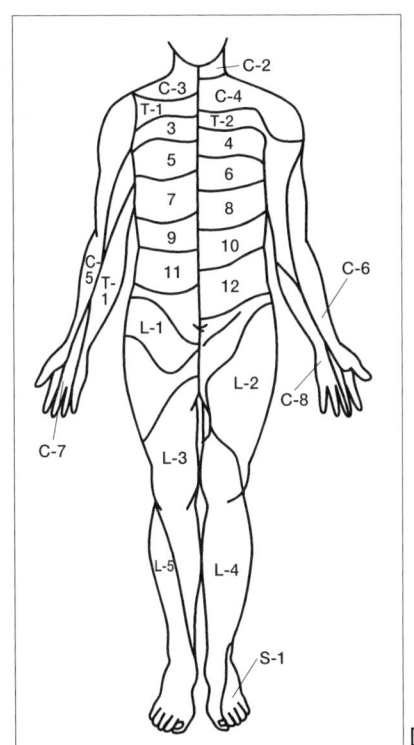

図 4-3　神経根による髄節性皮膚感覚支配

第 4 章　末梢神経障害を診断する

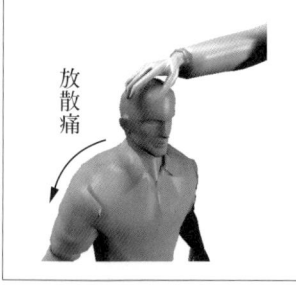

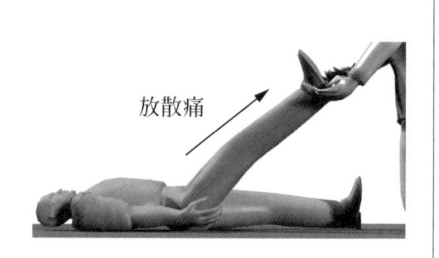

図 4-4 神経根痛誘発法

囲がこの髄節性支配に一致すれば神経根障害を考え、一致しなければ末梢神経障害を考える。神経根痛は自発痛のこともあるが、上肢では頸部を後方へ圧迫するスパーリング（Spurling）検査、下肢では仰臥位で下肢を伸展したまま挙上させるラセーグ（Lasègue）検査で、ビリッと放散する根痛を誘発できる（図 4-4）。神経根の運動症候では、脊髄前角細胞および前根の障害で萎縮筋に筋線維束攣縮（fasciculation）と呼ばれるピクピクする自発収縮が起きる。患者はこの筋の自発収縮を自覚しているので、その有無を聴取することが大切である。

逆に、以下の神経症候を認める場合は末梢神経障害は考えられない。

(1) **半身性の感覚障害**：末梢神経障害で半身性に感覚障害が起きることはない。中枢神経障害を考える。

(2) **髄節性の温痛覚だけの障害**：脊髄の中心灰白質の病変を考える。温痛覚経路は脊髄に入ると、他の感覚経路と別れて中心灰白質を横断して対側に至る。中心灰白質の病変では温痛覚が選択的に障害される（図 4-2）。

❸ 末梢神経障害の診断の基本

末梢神経障害の解剖学的診断においては、
(1) 病巣が近位の神経根か遠位の末梢神経か、
(2) 単一、複数あるいは多数の末梢神経が障害されているのか
まで考慮診断する。

神経根の障害はradiculopathy（根症）、遠位の末梢神経障害はneuropathy、両方が障害されていればradiculoneuropathyと診断する。

単一の末梢神経障害は単神経炎（mononeuropathy）、複数の神経の障害は多発単神経炎（multiple mononeuropathy）、左右対称性に多くの末梢神経が障害されていれば多発神経炎（polyneuropathy）と診断する。

❹ 末梢神経障害の病因的診断

末梢神経障害の病因はきわめて多彩であり、とくに糖尿病、膠原病、癌（癌性ニューロパチー）、薬剤あるいは有機溶媒中毒、遺伝性は必ず念頭に置く。mononeuropathyの病因では外傷性と絞扼性が多い。絞扼性mononeuropathyは靱帯の炎症や浮腫がその直下の末梢神経を圧迫することが原因である。とくに正中神経が手首で絞扼される手根管症候群は頻度が高く、タイピストなどの職業や慢性関節リウマチ、粘液水腫に合併する。multiple mononeuropathyの病因としては結節性多発動脈炎などの膠原病が多い。

❺ 症例問題

以下の例題で解剖学的診断をしてみよう。

問題 1

図4-5のように右手掌に感覚低下を認めた。腱反射は正常であった。**病変部位はどこか。**

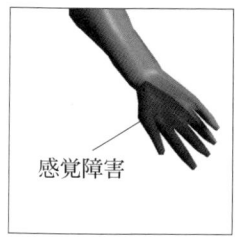

図 4-5　問題 1

解答 1

　正解は手根部での正中神経障害である（図4-6）。手根管症候群と呼ばれ、腫脹した手根靭帯がその直下の正中神経を圧迫する絞扼性 neuropathy である。手根部をハンマーで叩打すると指先へ放散する疼痛が誘発され［ティネル（Tinel）徴候］、診断根拠になる。進行すると母指球筋の萎縮が起こり、母指と小指をつけられなくなる（母指対立筋麻痺）。手掌の感覚は第1指から第4指の橈骨側半分までが正中神経、第4指の尺側半分から第5指が尺骨神経、手背は橈骨神経支配と覚える。したがって、手根管症候群では第1指から第4指の橈骨側半分にわたる感覚障害を特徴とする。

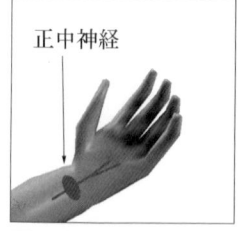

図 4-6　問題 1 の解答

問題2

図4-7のように右手に感覚障害を認め、腱反射は右上肢で上腕二頭筋および上腕三頭筋反射が消失していた。**病変部位はどこか。**

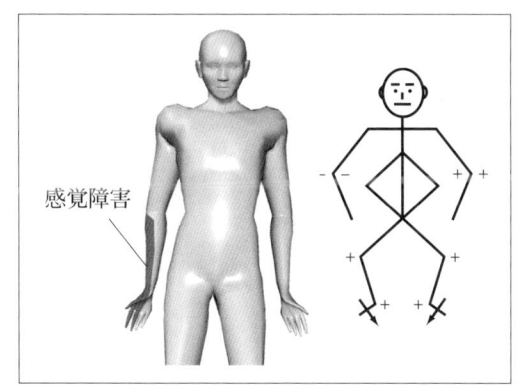

図4-7　問題2

解答2

正解は第6、7頸髄神経根障害である（図4-8）。感覚障害の範囲は正中神経支配領域に類似しているが、正中神経障害では感覚障害が手首を越えて前腕に及ぶことはなく、腱反射が消失することもない。本例の感覚障害の範囲は第6、第7頸髄の髄節支配に一致し、上腕二頭筋、三頭筋反射の消失も第6、第7頸髄の反射弓障害を示している。原因としては頸椎症や頸椎椎間板ヘルニアが多く、その場合はスパーリング（Spurling）徴候が陽性になる。

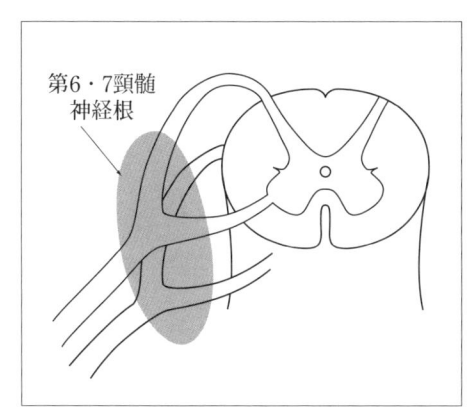

図4-8　問題2の解答

問題 3

図 4-9 のように腱反射はすべて消失し、四肢筋の高度麻痺、筋トーヌス低下（弛緩性）および筋線維束攣縮を認めた。感覚は軽度に全感覚が左右対称性に四肢遠位部で障害されていた。ラセーグ徴候が両側で強陽性であった。**病変部位はどこか。**

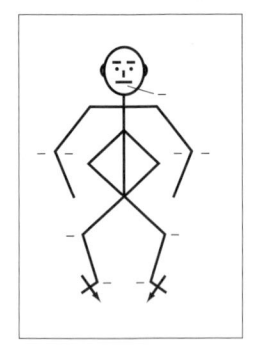

図 4-9　問題 3

解答 3

正解は多発根神経炎である（図 4-10）。四肢の腱反射がすべて消失しているので polyneuropathy を考える。ラセーグ徴候と筋線維束攣縮は末梢神経近位部の神経根に病変があることを示している。脊髄前角細胞の障害でも筋線維束攣縮が起きるが、前角細胞の障害でラセーグ徴候が陽性になることはない。神経根障害の原因としては圧迫が多いが、圧迫による神経根障害は問題 2 のように限局性でしかも感覚障害が運動障害に先行して出現することが特徴であり、この症例のようにびまん性に運動優位の障害がでることはない。したがって、診断は多発根神経炎になる。本例のように運動神経障害が優位な多発根神経炎としてはギラン・バレー症候群がある。

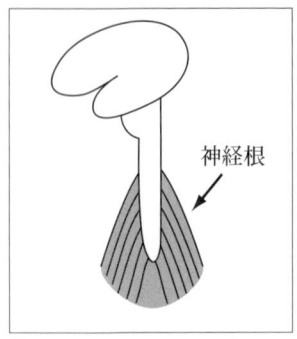

図 4-10　問題 3 の解答

問題 4

図 4-11 のように臍部以下に両側性に全感覚障害を認め、腱反射は両上肢で上腕二頭筋および上腕三頭筋反射ともに正常、両下肢では膝蓋腱、アキレス腱反射ともに消失し、バビンスキー反射は両側で陽性であった。下腿以下に両側に筋萎縮を認め、筋力も低下していた。**病変部位はどこか。**

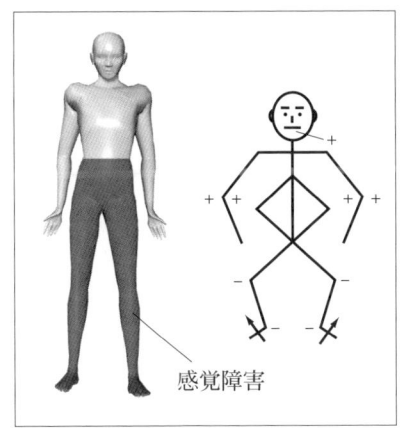

図 4-11　問題 4

解答 4

正解は脊髄と末梢神経の両方の障害である（図 4-12）。バビンスキー反射陽性は錐体路障害を意味する。錐体路の障害レベルは上肢の腱反射がすべて正常なので胸髄以下になる。本例では臍部以下に感覚障害があることから病変部位は第 10 胸髄レベルと考えてよい。診断ではできるだけ 1 か所の病変を考えることが基本であるが、胸髄障害で下肢に腱反射の消失や筋萎縮が起きることはない。し

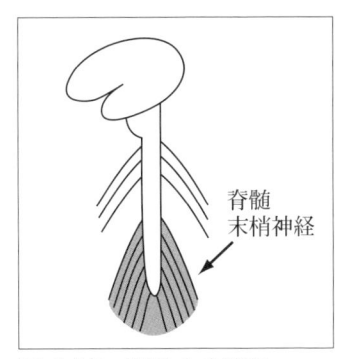

図 4-12　問題 4 の解答

たがって、下肢の腱反射消失と筋萎縮は末梢神経障害と考え、両側性に認められているのでポリニューロパチーと診断する。したがって、本例では下部胸髄より下位に脊髄から末梢神経にわたりびまん性の病変があると推測する。脊髄と末梢神経の両方がびまん性に障害される疾患としては代謝性疾患のビタミン B_{12} 欠乏による亜急性連合性脊髄変性症、キノフォルム中毒のスモン、神経梅毒の脊髄癆、遺伝性疾患のフリートライヒ（Friedreich）失調症がある。

第5章

長経路徴候から診断する

❶ 中枢神経障害では最初に病変が脊髄なのか脳なのかを診断する
❷ 錐体路と温痛覚路の走行を覚える
❸ 錐体路障害と温痛覚障害から病変部位を推測する

❶ 中枢神経障害では最初に病変が脊髄なのか脳なのかを診断する

　前章で末梢神経障害の症候の特徴と診断法を述べた。本章では中枢神経障害の診断法を述べる。大事なことは、四肢の運動感覚障害では病変が中枢神経、末梢神経、筋肉のいずれにあるのかを最初に診断する。中枢神経障害と考えられる場合、次に病変が脊髄なのか脳（大脳および脳幹）なのかを鑑別するのがよい。この順序で行うと診断の誤りは少なくなる。

　脳病変と脊髄病変の鑑別点はいくつかある。第1は、**脳症候**（痴呆、意識障害、半盲、複視、顔面の運動・感覚障害、嚥下・言語障害など）の有無である。あれば脳病変を考える。第2は、大脳〜脊髄間を走行する長い**神経路の症候**である。これを**長経路徴候**（long tract sign）といい、脳病変と脊髄病変では長経路徴候が異なる。本章では長経路徴候から脳病変と脊髄病変を鑑別してみる。

❷ 錐体路と温痛覚路の走行を覚える

　臨床的に重要な長経路は随意運動の経路（錐体路）と温痛覚の経路（外側脊

髄視床路）である。この2つの長経路は障害されると容易に自覚的および他覚的に症候を生じる。長経路は左右対になって走行し、途中で反対側に交叉する。障害されるとその障害レベル以下に片側性に神経症候が出現する。

　錐体路は、前頭葉の中心前回から出てそのまま同側を下降し、延髄で交叉して反対側に至り、脊髄側索を下降する（図5-1）。したがって、延髄より高位の障害では病変の反対側に錐体路徴候（痙性麻痺、腱反射亢進、病的反射陽性）が出現し、脊髄障害では病変側に錐体路徴候が出現する。

　温痛覚の経路は、脊髄に入ると中心灰白質を横断して反対側に至り、脊髄側索を外側脊髄視床路を形成して上行し、視床を経て感覚中枢の頭頂葉の中心後回に至る（図5-1）。したがって、大脳、脳幹、脊髄のいずれで障害されても病変と反対側に温痛覚低下を生じることになる。

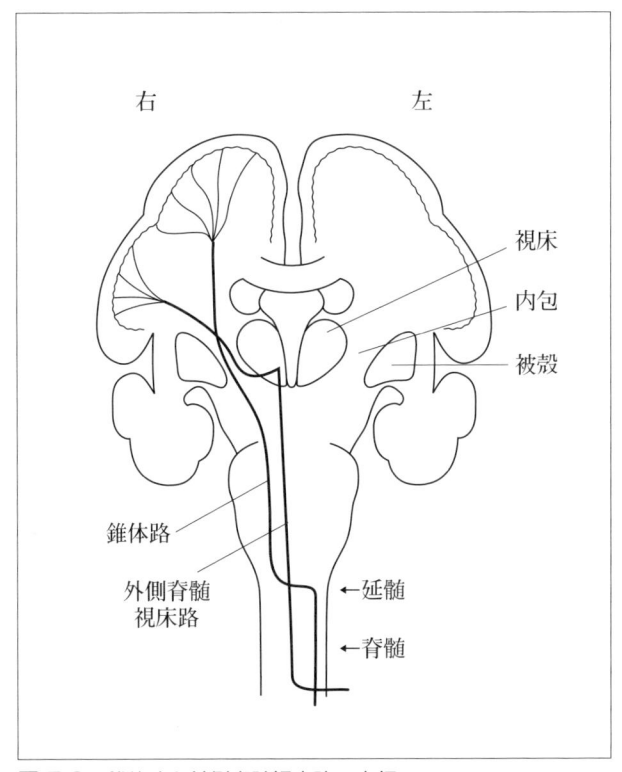

図 5-1　錐体路と外側脊髄視床路の走行

第5章　長経路徴候から診断する

まとめると、脳病変では病変の反対側に錐体路および温痛覚の両方の障害を認め、脊髄病変では病変側に錐体路徴候、反対側に温痛覚障害を認める。

感覚に関して重要なことは、末梢神経レベルでは全感覚が一緒に走行する。しかし、脊髄から橋までは温痛覚路と触覚、振動覚路と離れて走行する。中脳で再び全感覚路は合流し、視床、内包後脚を経て頭頂葉に至る（13ページ図2-2）。また、錐体路と外側脊髄視床路は近接したり離れたりする（図2-2）。両長経路が接近するあるいは離れる部位を覚えていれば、病変部位の診断は容易になる。

錐体路と温痛覚路（外側脊髄視床路）は脊髄と大脳の内包でもっとも近接し、中脳から延髄に至る脳幹でもっとも離れて走行する。

❸ 錐体路障害と温痛覚障害から病変部位を推測する

以下に示す例題を通して錐体路徴候と温痛覚障害から大脳・脳幹病変なのか脊髄病変なのかを診断してみよう。例題1、2および4では、温痛覚以外の感覚（触覚、振動覚、関節位置覚）が障害されているか否かも診断してみよう。

例題 1

図5-2のように右半身に錐体路徴候、左半身に温痛覚障害を認めた。**病変部位はどこか？**

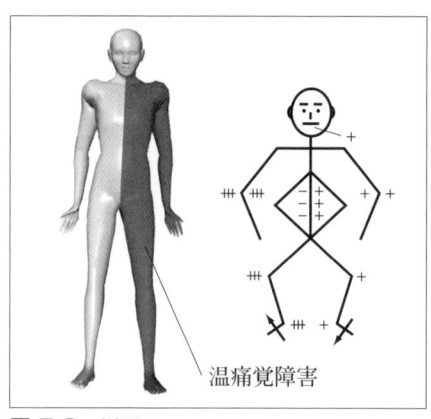

図 5-2　例題 1

解答1

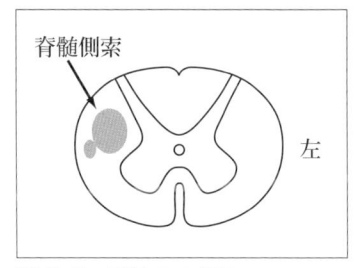

図5-3 例題1の解答

病変は高位頸髄にある。このような半身性の運動、感覚障害は長経路徴候と考え、中枢神経障害と診断する。末梢神経や筋肉の障害で半身性に運動・感覚障害が生じることはない。この症例のように運動障害と温痛覚障害の側性が一致しない場合は脊髄障害と考える。

上肢の腱反射は第5頸髄から第1胸髄に反射弓がある。したがって、上肢に錐体路徴候があることは第4頸髄より高位で錐体路が障害されていることを意味する。本例は脊髄障害なので、病変は第1-4頸髄間で右側の脊髄側索にあると診断する（図5-3）。

脊髄では温痛覚は脊髄側索、触覚は前索および後索、振動覚・関節位置覚などの深部感覚は後索を走行する。本例では側索に病変があるので、温痛覚以外の感覚は障害されていないと推測する。

例題2

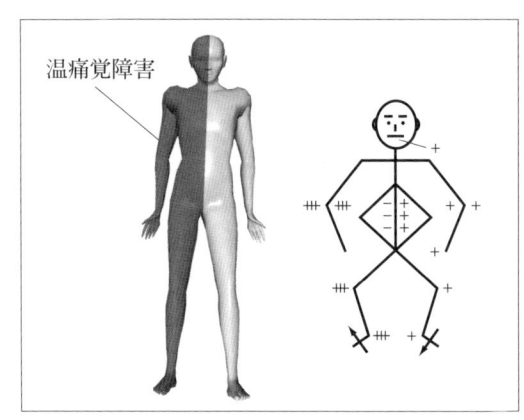

図5-4のように右半身に錐体路徴候と温痛覚障害を認めた。**病変部位はどこか？**

図5-4 例題2

第5章 長経路徴候から診断する

解答 2

病変は大脳の内包後脚にある（図 5-5）。

半身性に運動、感覚障害がみられるので、長経路徴候と考え、中枢神経障害と診断する。しかも、錐体路徴候と温痛覚障害が同側性にあるので、病変部位は延髄より高位にあると考える。何度も強調するが、解剖学的診断ではできるだけ小さい病巣を考えることが基本である。したがって、延髄より高位で錐体路と外側脊髄視床路がもっとも近接する個所を病変部位と考える。両長経路は脊髄では側索を近接して走行するが、延髄から中脳に至る脳幹ではもっとも離れて走行し、錐体路は脳幹腹側、外側脊髄視床路は脳幹背側を走行する。大脳では両経路は内包後脚でもっとも近接して走行し、内包より高位になるとしだいに離れて錐体路は前頭葉へ、温痛覚経路は頭頂葉へ至る。本例の病変部位は延髄より高位で錐体路と温痛覚路がもっとも近接する部位を考えると内包後脚になる。内包後脚は脳梗塞の好発部位であることを覚えておく。

他の感覚障害については、脊髄から橋までは温痛覚は他の感覚と離れて走行する。中脳で全感覚は合流して視床、内包後脚を経て頭頂葉に至る。したがって、内包後脚病変では全感覚が障害されるので、本例では「触覚や深部感覚も障害されている」が正解になる。

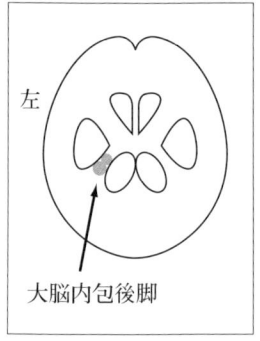

図 5-5　例題 2 の解答

例題3

図5-6のように右半身に錐体路徴候を認めた。温痛覚障害はない。**病変部位はどこか？**

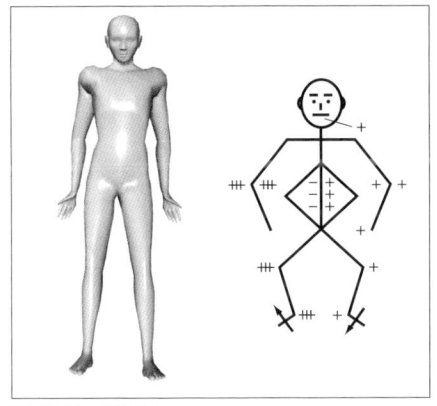

図5-6 例題3

解答3

病変は脳幹より高位にある。上肢に錐体路徴候があるので病変部位は第4頸髄より高位にあると考える。次に、感覚障害をともなっていないので第4頸髄より高位で錐体路と感覚路がもっとも離れる個所を病変部位として考える。前述のように脊髄と内包後脚で両経路はもっとも近接し、それ以外では離れて走行する。したがって、病変部位は延髄から中脳に至る脳幹か内包より高位の前頭葉白質を考える（図5-7）。

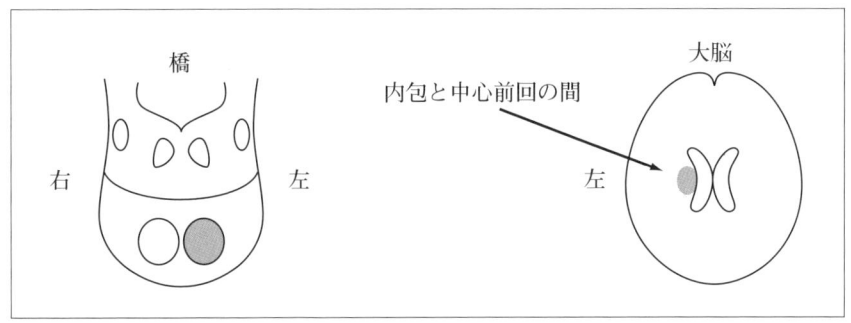

図5-7 例題3の解答

第5章 長経路徴候から診断する

感覚障害をともなわない片麻痺を純粋運動片麻痺という。脳梗塞による純粋運動片麻痺は、ほとんどの症例で病変部位は橋底部か前頭葉深部白質である。

例題 4

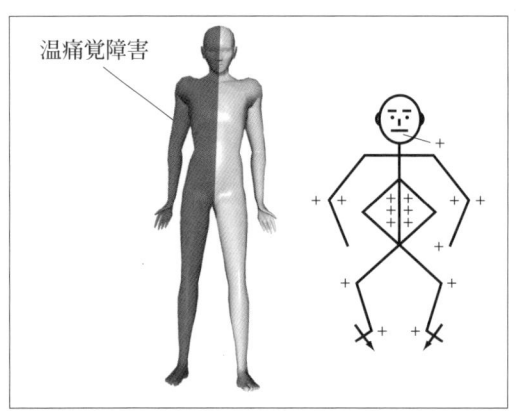

温痛覚障害

図 5-8 のように右半身に温痛覚障害を認めた。錐体路徴候はない。**病変部位はどこか？**

図 5-8　例題 4

解答 4

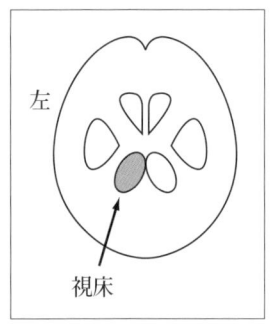

左

視床

図 5-9　例題 4 の解答

運動麻痺をともなわずに顔面を含む半身性に感覚障害を認めた場合、病変部位として視床を考える。感覚系は中脳ですべてが合流して視床、内包後脚を経て頭頂葉に至る。したがって、視床病変では全感覚が障害され、温痛覚だけが選択的に障害されることはない。本例では触覚、振動覚など他の感覚障害に関する情報がないので、もし他の感覚も障害されていれば病変部位は視床と診断する（**図 5-9**）。

他の感覚が障害されていなければ、温痛覚だけが離れて走行する脳幹の障害を考えざるをえない。しかし、このような病態が起こることはまれであり、心因性の可能性を念頭に置くことが大切である。

第6章

脳神経障害を診断する

❶ 脳神経障害の解剖学的診断の基本
❷ 脳神経の機能および脳との連絡部位を覚える
❸ 核上性脳神経麻痺と核下性脳神経麻痺が鑑別できる
❹ 例題

❶ 脳神経障害の解剖学的診断の基本

　脳神経は末梢神経であるが脳内の走行が長く、脳内病変でも障害されやすい（次ページ図6-1 および2）。したがって、脳神経障害では最初に障害部位が脳内なのか脳外なのかを診断するのがよい。その鑑別点は、脳神経麻痺に加えて前章で述べた**長経路徴候がある場合は脳内病変、ない場合は脳外病変**を考える。脳外病変の場合、**単一の脳神経障害であれば末梢の病変、複数の脳神経麻痺であればそれらの脳神経がもっとも近接する個所を病変部位**と考える。障害脳神経が末梢に至るまで互いに接近しない場合は、脳神経が貫通する髄膜近傍の病変を第1に考える。
　この診断基本を踏まえて本章では脳神経症候から病変部位を診断する。

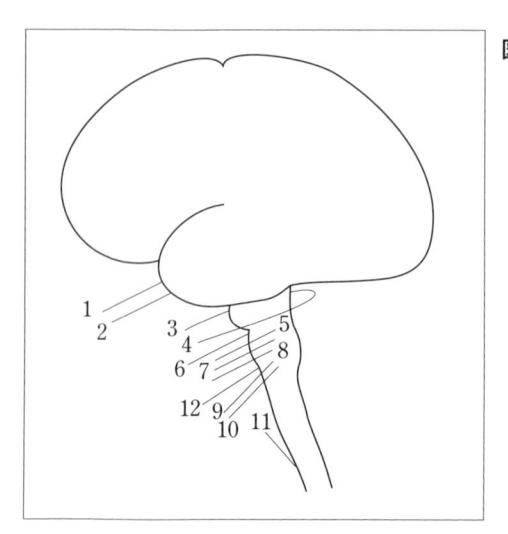

図 6-1　脳幹と脳神経の関係

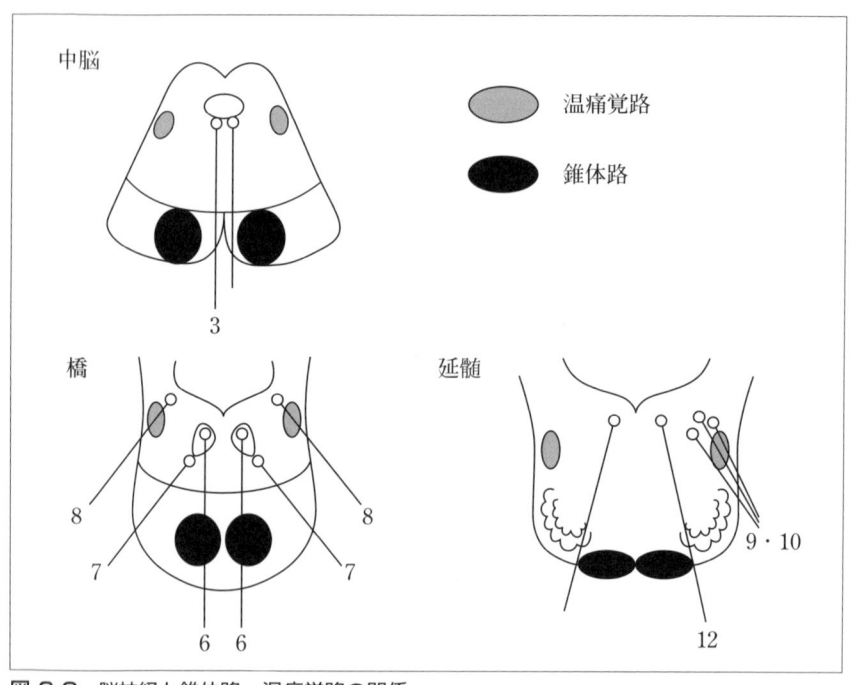

図 6-2　脳神経と錐体路、温痛覚路の関係

46　第 6 章　脳神経障害を診断する

表6-1　脳神経とその機能

第1	嗅神経	嗅覚
第2	**視神経**	視力、視野
第3	**動眼神経**	眼球内転、上転、下転
第4	滑車神経	内転眼の下転
第5	**三叉神経**	顔面感覚、下顎の運動
第6	**外転神経**	眼球外転
第7	**顔面神経**	閉眼、閉口、味覚、唾液分泌
第8	聴神経	聴力、平衡
第9	舌咽神経	味覚
第10	迷走神経	軟口蓋挙上
第11	副神経	肩挙上、頸部の回転
第12	舌下神経	舌運動

❷　脳神経の機能および脳との連絡部位を覚える

　脳神経は12対ある（**表 6-1** および**図 6-1、2**）。臨床的に重要なことは各脳神経が脳のどこに連絡するのかである。これは病変部位の診断に直結するので必ず覚える。嗅神経、視神経は大脳に連絡し、副神経以外のほかの脳神経は脳幹に連絡している。副神経は高位頸髄から出る脊髄神経であるが、大後頭孔から頭蓋内に入って頸静脈孔から外に出るために脳神経の1つに見なされている。

　各脳神経の機能を**表 6-1** に示す。臨床的に重要な脳神経は、視力、視野障害を生じる視神経、複視を生じる動眼神経と外転神経、顔面の感覚障害を生じる三叉神経、顔面麻痺を生じる顔面神経である（次ページ**図 6-3**）。

❸　核上性脳神経麻痺と核下性脳神経麻痺が鑑別できる

　脳神経も大脳の支配を受けている。脳神経麻痺は脳神経の直接障害に加えて大脳と脳神経核を連結する神経経路が障害されても起きる。脳神経の直接障害を核下性あるいは末梢性脳神経麻痺といい、大脳と脳幹の脳神経核を結ぶ神経

路の障害を核上性あるいは中枢性脳神経麻痺という。核下性脳神経麻痺は脳内、脳外の両病変で起きるが、核上性脳神経麻痺は脳内病変でのみ起きる。

① 眼球運動障害

核下性眼球運動障害は動眼、滑車および外転神経麻痺で起き、必ず複視を訴える（図6-3）。動眼神経麻痺では眼筋麻痺に加えて眼瞼下垂、瞳孔異常（散瞳、対光反射消失）をともなうことが多い。核上性眼球運動障害はある特定の方向を見つめることができなくなる注視麻痺であり、両眼の麻痺程度が同じなので複視は生じない。注視麻痺には側方注視麻痺と垂直注視麻痺があり、垂直注視麻痺は中脳、側方注視麻痺は前頭葉と橋で起きる（図6-4）。

眼筋麻痺が核上性か核下性麻痺なのか判定が困難な場合は眼球回反射（oculocephalic reflex）を行う。たとえば、右方向に両眼ともに動かない時、頭部を左

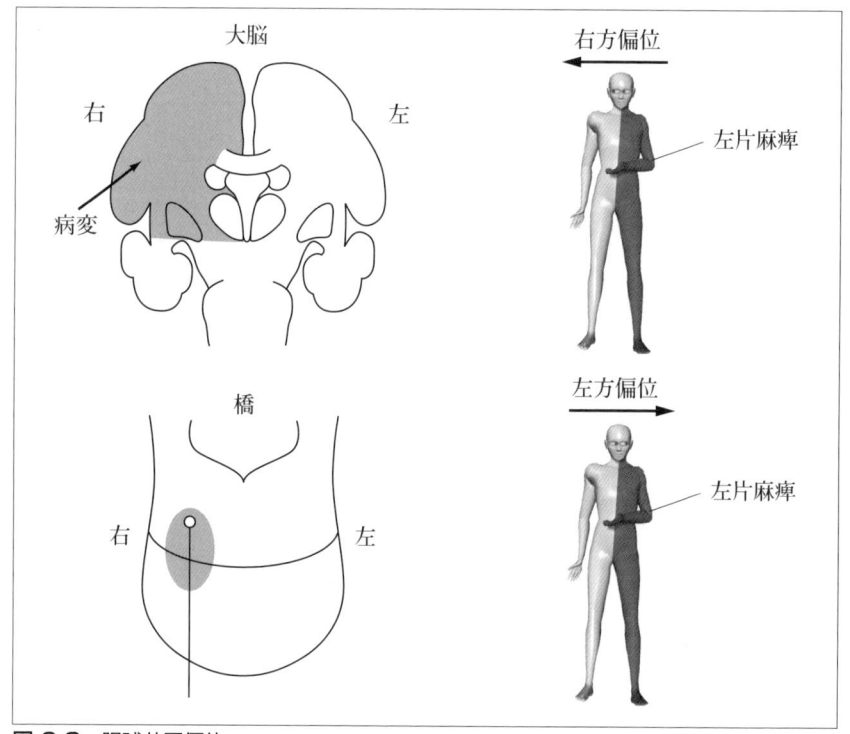

図 6-3 眼球共同偏位
　　　　前頭葉および橋の側方注視中枢の障害で起きる。前頭葉障害では病変側に偏位し、橋では病変と反対側に偏位する。

視神経　　　　　動眼神経　　　　　外転神経

中心視野障害　　内転、上転　　　　外転障害
視力低下　　　　下転障害
　　　　　　　　散瞳

三叉神経　　　　　　　顔面神経

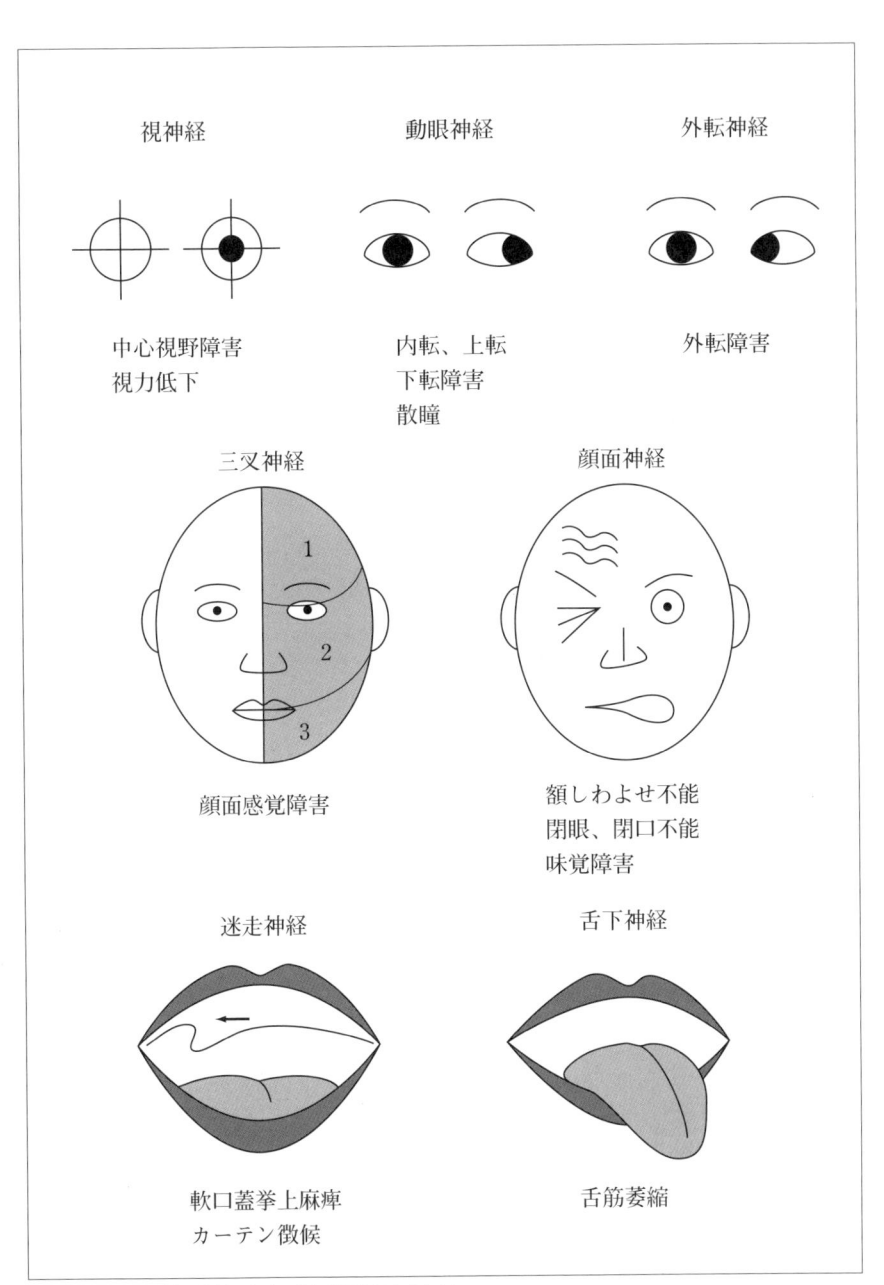

顔面感覚障害　　　　　額しわよせ不能
　　　　　　　　　　　閉眼、閉口不能
　　　　　　　　　　　味覚障害

迷走神経　　　　　　　舌下神経

軟口蓋挙上麻痺　　　　舌筋萎縮
カーテン徴候

図 6-4　末梢性脳神経麻痺（左側障害を示す）

第 6 章　脳神経障害を診断する

方向へ急速に回転させる。核上性麻痺では反射が陽性で眼球は正中を越えて右に移動するが、核下性麻痺では陰性で眼球は動かない。

眼球運動障害には核間性眼筋麻痺と呼ばれる病態もある。これは動眼神経と対側の外転神経を連結する内側縦束（MLF）の障害で起こり、橋病変の局所症候になる。病変側の対側を注視させた時に病変側眼球の内転障害と外転した対側眼球に眼振が生じる特有の徴候を生じる。

② **顔面筋麻痺**

核下性顔面神経麻痺では前頭筋（額のしわ寄せ）、眼輪筋（眼を閉じる）、口輪筋（口を閉じる）のすべてが麻痺する（**図6-4**）。さらに味覚障害、音が高く響く聴覚過敏（あぶみ骨筋麻痺）、涙腺、唾液腺の分泌低下をともなうこともある。

核上性顔面神経麻痺では眼輪筋と口輪筋は麻痺するが、前頭筋は両側大脳の支配を受けているので麻痺しない。また、味覚障害や聴覚過敏、分泌障害も起こらない。判断が困難な場合には、口輪筋反射を行う。核上性麻痺では口唇周囲の口輪筋を叩くと口を窄める反射（口輪筋反射）が陽性で、核下性麻痺では陰性である。

③ **嚥下、発語障害**

嚥下や発語は迷走神経（軟口蓋の挙上）、舌下神経（舌の運動）が司る（**図6-4**）。両神経は延髄から出るのでその支配筋は球筋と呼ばれ、核下性脳神経障害による球筋麻痺を球麻痺という。球麻痺では舌に萎縮を認める。これに対して皮質延髄（球）路障害による核上性麻痺を仮性球麻痺という。仮性球麻痺では舌筋の萎縮はなく、下顎反射（軽く開口させて下顎中央を叩くと下顎が挙上）が亢進する。

④ **視野障害**

視覚経路は視神経→視神経交叉部→視索→外側膝状体→視放線→視覚中枢（後頭葉）から成る。視神経障害では視力が高度に低下し、視野の中心部が見えにくくなる（中心暗点、**図6-4**）。視索以後の障害では視野の対側半分に同名半盲を生じる。同名半盲では視索障害よりも大脳での視放線の障害を第1に考えることが大切である。病変が小さければ視放線の障害で視野の対側に同名1/4盲も起きる。

⑤ **顔面の感覚障害**

　顔面の感覚は三叉神経が司る（**図6-5**）。三叉神経は三叉神経節で3枝に分かれる。三叉神経節より末梢の障害では、各分枝の支配領域に一致した全感覚低下が起きる。半側顔面全体の全感覚低下では、三叉神経節より近位部の三叉神経根の障害を考える。顔面だけでなく半身性に全感覚低下を認める場合は大脳とくに視床病変を考える。

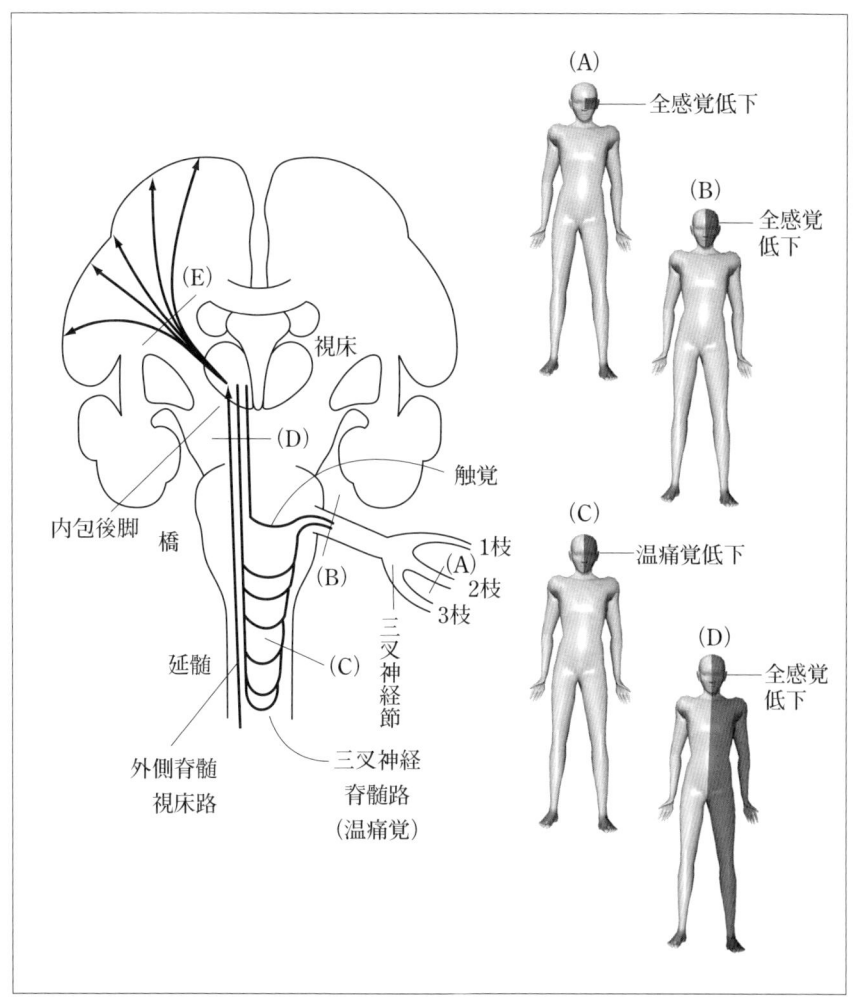

図 6-5　三叉神経障害の感覚症候

半側顔面の触覚は正常で温痛覚だけが障害されている場合には下部脳幹（橋〜延髄）での三叉神経脊髄路の障害を考える。顔面の温痛覚路は橋に入ると触覚路と分かれて頸髄まで下降（三叉神経脊髄路）し、この経路が障害されると障害側顔面に選択的な温痛覚障害が起きる。顔面感覚の高度あるいは完全な脱失を訴える場合、心因性の可能性も考える。器質的な三叉神経障害であれば角膜反射（こよりで角膜に触ると正常では反射的に閉眼する）が必ず減弱ないし消失している。

❹ 例題

　脳神経麻痺に関するおもな症候とその診断を述べたが、例題を通して診断してみよう。

例題 1

　36歳、男性。
　昨日朝から左眼が閉じられなくなり、水を飲むと左口角からこぼれるようになった。
　この病歴の患者に以下の所見を認めた場合、病変部位はどこか。
　所見1：左側の前頭筋、眼輪筋、口輪筋の麻痺を認めた。左側舌半分の味覚低下、左耳に聴覚過敏を認めた。その他の脳神経は正常で、四肢に運動、感覚障害はなかった。**病変部はどこか。**
　所見2：左側の前頭筋、眼輪筋、口輪筋に麻痺を認めた。味覚障害や聴覚過敏はなかった。右上下肢に麻痺があり、腱反射の亢進とバビンスキー反射が陽性であった。感覚障害や協調運動障害はなかった。**病変部位はどこか。**
　所見3：左側で眼輪筋、口輪筋に麻痺を認めたが、前頭筋は正常であった。左上下肢に麻痺があり、腱反射の亢進とバビンスキー反射が陽性であった。感覚は正常であった。**病変部位はどこか。**

解答1

所見1：前頭筋も障害されているので核下性顔面神経麻痺と診断する（図6-6（A））。味覚障害、聴覚過敏も核下性顔面神経麻痺の診断に合う。顔面神経以外には神経学的に異常がないので顔面神経の単独障害になり、末梢の病変を考える。病変部位は、味覚障害があるので顔面神経の鼓索神経が分枝するより近位部と考える。核下性顔面神経麻痺は種々の病因で起きる。急性顔面神経麻痺で病因が特定できない場合はベル（Bell）麻痺と呼ばれる。

所見2：前頭筋も麻痺しているので核下性顔面神経麻痺である。味覚障害や聴覚過敏がないので、障害部位は鼓索神経の分岐部より末梢か逆に橋内での顔面神経障害と考える。顔面神経の運動核は橋、味覚の核は延髄にあり、橋内での障害では顔面筋の麻痺だけを生じる。本例では対側上下肢に錐体路障害による片麻痺があるので病変部位は橋内である（図6-6（B））。さらに、感覚障害や側方注視麻痺などの橋被蓋部の神経症候がないので、病変部位は橋底部と考える。末梢性顔面神経麻痺＋対側の片麻痺の組合せをミラール・ギュブレル

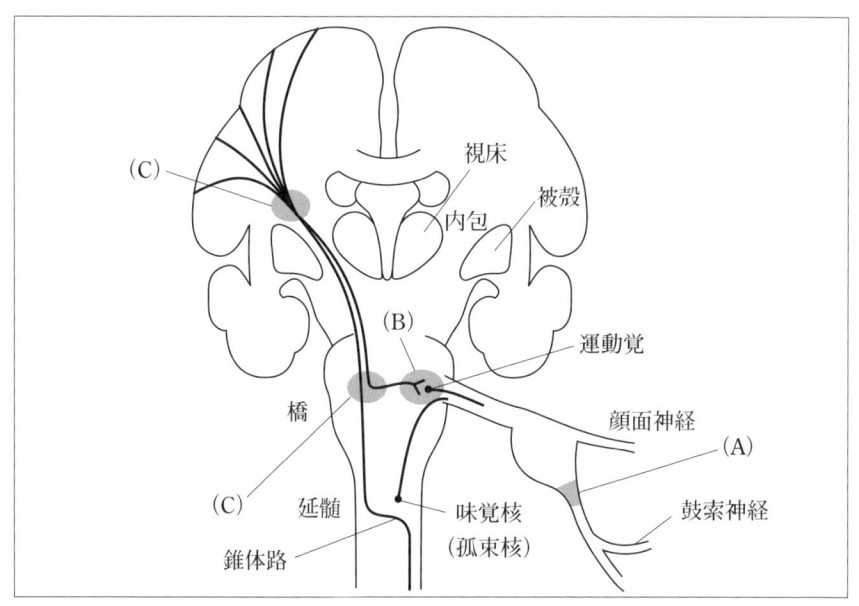

図6-6 例題1の解答

(Millard–Gubler) 症候群という。この組合せにさらに病変側方向への注視麻痺 (PPRFの障害) が加わっていれば ミラール・ギュブレル・フォヴィル (Millard–Gubler–Foville) 症候群と診断する。いずれも橋内病変で起こり、原因としては脳血管障害がもっとも多い。

　所見3：前頭筋の麻痺がないので核上性顔面神経麻痺と診断し、橋から前頭葉の間に病変があると考える。前頭葉から顔面神経運動核に至る皮質橋路は錐体路と並走するので、核上性顔面神経麻痺がある場合は本例のように同側の上下肢麻痺が同時に起きる。本例では感覚障害がないので、橋と前頭葉の間で錐体路と感覚路がもっとも離れて走行する個所を病変部位と考える（**図6-6（C）**）。前述のように、両経路は内包後脚でもっとも近接し、それより高位でも下位でも離れて走行する。したがって、病変部位は右側の内包より高位の前頭葉か橋底部になる。もし、左側に顔面を含み半身性の全感覚低下もあれば、病変部位は内包後脚になる。

例題2

38歳、女性。

　約1か月前から左顔面の感覚が鈍いことに気づいた。洗面時に左顔面が冷たく感じず、つねっても痛くない。この病歴の患者で以下の所見を認めた場合、病変部位はどこか。

　所見1：左顔面で頬から上口唇にかけて全感覚低下を認めた。上記以外には神経学的に異常はなかった。**病変部位はどこか。**

　所見2：左顔面全体に全感覚低下を認め、左角膜反射は減弱していた。左側の顔面筋はすべて軽度麻痺していた。左側上下肢に協調運動障害があり、注視方向性の眼振を認めた。これ以外には腱反射を含めて異常は認めなかった。**病変部位はどこか。**

　所見3：左顔面および右半身に温痛覚の低下を認めたが、触覚は正常であった。左眼にHorner徴候（眼瞼下垂、縮瞳）を認め、左軟口蓋の挙上が不良でカーテン徴候を認めた。左上下肢に協調運動障害を認めた。腱反射は正常で、四肢に麻痺はなかった。**病変部位はどこか。**

解答2

　所見1：三叉神経第2枝の皮膚支配に一致する感覚障害である。他に神経学的に異常がないので、三叉神経第2枝の障害と診断する（図6-5（A））。

　所見2：左顔面全体の全感覚低下で、左半身には感覚障害がないので三叉神経の神経根近傍の病変を考える。本例では左側に顔面神経麻痺と小脳失調がある。橋の水平断を図示してこれらの神経症候を呈する最小の病変範囲を決定すると橋外の小脳橋角部の病変がもっともよい（図6-5（B））。本例では錐体路などの長経路徴候がないことも橋外病変を示唆している。小脳橋角部の病変では腫瘍性病変を第1に考えるべきである。

　所見3：左顔面の温痛覚の選択的な障害なので左側の三叉神経脊髄路の障害と診断する（図6-5（C））。病変部位は左の下位橋か延髄にある。左ホルネル徴候は交感神経障害、左軟口蓋麻痺は迷走神経障害であり、さらに左側の協調運動障害は小脳失調である。延髄の水平断面を図示してこれらの神経症候を呈する最小の範囲を塗り潰すと外側延髄が病変部位になる（図6-7）。

　外側延髄の障害はヴァレンベルク（Wallenberg）症候群と呼ばれる。椎骨動脈血栓症による後下小脳動脈の閉塞が原因のことがもっとも多い。

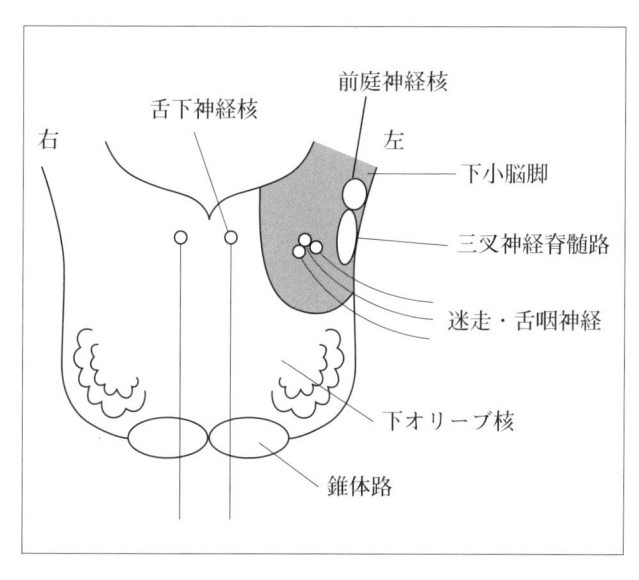

図6-7　例題2（所見3）の解答

第 7 章

協調運動障害を診断する

❶ 失調とは
❷ 小脳失調の特徴を覚える
❸ 感覚性失調の特徴を覚える
❹ 前庭神経障害の神経症候を覚える
❺ 例題

❶ 失調とは

　筋力低下や不随意運動があれば発語や四肢の運動は障害される。しかし、そのような異常がないにもかかわらず、流暢に喋れないあるいは四肢の動作を円滑に行えない場合は運動失調（ataxia）と診断する。**運動失調を診た場合、**
　(1) 小脳障害（小脳性運動失調）
　(2) 固有感覚障害（感覚性運動失調）
　(3) 前庭神経障害
の3つを鑑別しなければならない（表7-1）。本章では協調運動障害の診断について述べる。

❷ 小脳失調の特徴を覚える

　運動失調の原因としては小脳失調がもっとも多い（図7-1）。小脳性運動失調は、以下の要素から成る。
　(1) **測定障害（dysmetria）**：随意運動を目的のところで止めることができない。

表7-1 小脳失調、感覚性失調、前庭神経障害の鑑別点

	小脳失調	感覚性失調	前庭神経障害
歩行時の動揺方向	不特定	不特定	横方向
眼振	注視方向性	なし	一方向性、回旋性
構音障害	あり	なし	なし
関節位置覚障害	なし	あり	なし
手の巧緻運動障害	あり	なし	なし
ロンベルグ徴候	陰性	陽性	不定
めまい感	なし	なし	あり

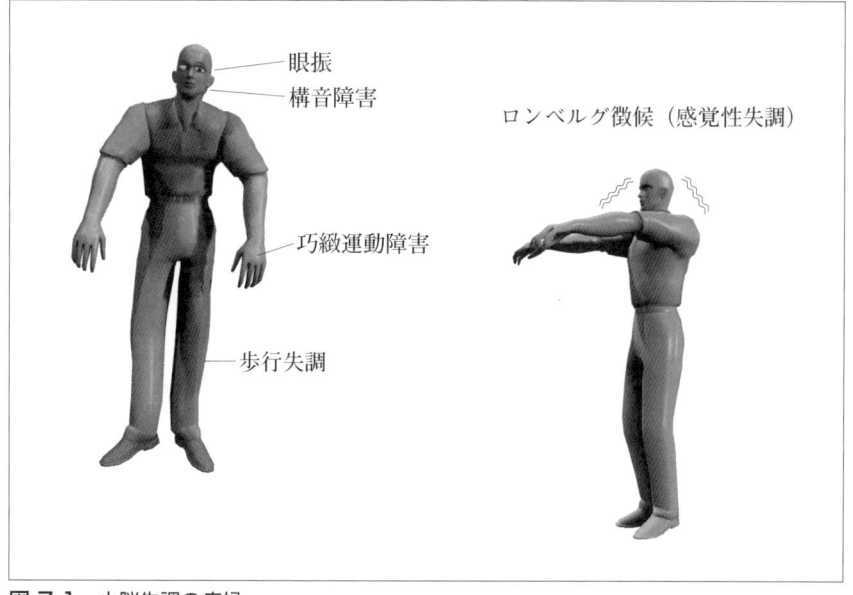

図 7-1 小脳失調の症候

通常は目標より行きすぎる。

 (2) **共同運動障害**（dyssynergia）：随意運動の際、種々の不必要な動作が加わり、円滑に行うことができない。

 (3) **リズム障害**（dysrhythmia）：一定のリズムで反復運動を行うことができない。

特殊な場合（ラクナ梗塞症候群）を除き、小脳失調は片側性あるいは両側性に出現する。以下の検査で異常を認めれば小脳失調と診断する。

(1) **四肢運動失調**：足、手、指の微細な動作が拙劣になる。鼻指鼻試験、手の迅速変換運動、かかと膝試験、向こう脛叩打試験で判明する。

(2) **眼球運動障害**：眼で視標を追跡させると、眼球運動が円滑でなく、カクカクと断続的に（saccadic）動く。また、左右の視標を頭を動かさずに眼で交互に素早く捕らえさせると、眼球が視標より行きすぎて、的確に捕らえることができない。

(3) **構音障害**：「るりも、はりも、てらせばひかる」などしゃべりにくい文章を話させる。小脳性の構音障害は、酩酊様で早く話せず（slurred speech）、声の調子が急に変化する（scanning speech）。舌を突出させて左右に迅速に動かさせる（tongue wiggle）と、同じリズムで反復できない。

(4) **起立障害**：仰臥位から腕を組んだまま起立することができない。あるいは、足を揃えて立つことが困難で、後方へ反り返らさせると後へ倒れる。体幹失調（truncal ataxia）と呼ばれる。

(5) **歩行失調**：バランスを取るために足を開き（wide-based gait）、酩酊様の歩行がみられる。直線歩行やつぎ足歩行（tandem gait）が不可能になる。

小脳障害では上記の運動失調に加えて以下の神経症候がみられることがある。

(6) **筋トーヌス低下（hypotonus）**：股、手、指関節を背屈すると、筋トーヌスが低下しているために、過大に背屈する。

(7) **眼振（nystagmus）**：側方や上下を見つめさせると、注視方向への眼振が起きる。小脳性眼振は注視方向性であること、めまい感をともなわないことが前庭性眼振と異なる。

(8) **姿勢時、動作時および企図振戦**：上肢の水平挙上時、運動時、指を目標につける時（企図時）にふるえが起きる。ふるえの方向、振幅、リズムが一定していれば振戦、一定していなければミオクローヌスと診断する。病変部位は同じで、小脳歯状核を起点とする小脳遠心路の障害である。

小脳はさらに大脳と同じく機能が局在している。小脳は解剖学的に左右の小脳半球（cerebellar hemisphere）と正中部の虫部（vermis）に分けられる。各部

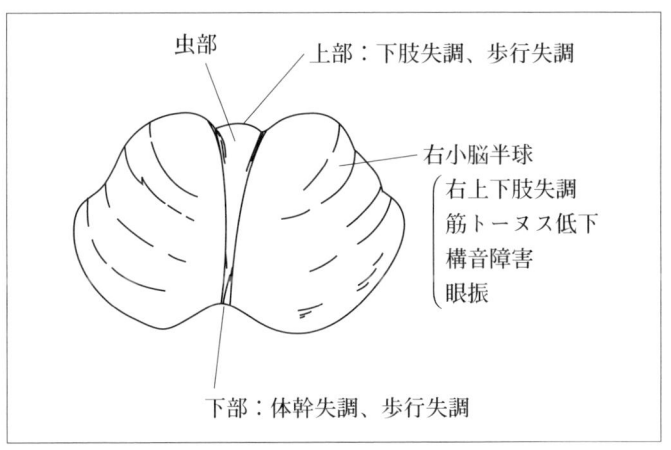

図7-2 小脳と機能障害（背側からの図）

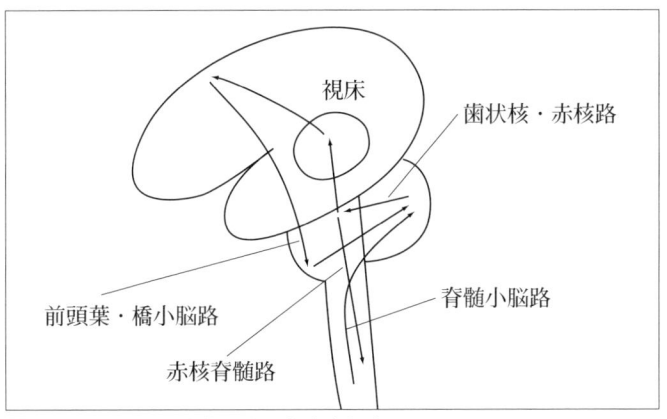

図中ラベル：
- 虫部
- 上部：下肢失調、歩行失調
- 右小脳半球
  - 右上下肢失調
  - 筋トーヌス低下
  - 構音障害
  - 眼振
- 下部：体幹失調、歩行失調

図7-3 おもな小脳求心路と小脳遠心路
大脳、脳幹、脊髄障害でも小脳失調が起きえる

図中ラベル：視床、歯状核・赤核路、前頭葉・橋小脳路、脊髄小脳路、赤核脊髄路

　位の機能を**図7-2**に示す。**小脳は大脳と異なって同側支配**であり、たとえば右の小脳半球が障害されると右上下肢に小脳失調が出現する。

　小脳症候は小脳障害だけでなく、**大脳（前頭葉、視床）や脳幹で小脳への求心路や小脳からの遠心路が障害されても出現**する（図7-3）。大脳病変では反対側半身に小脳失調が起きるが、脳幹病変では側性は一定しておらず、小脳失調が病側に出現する場合と反対側に出現する場合がある。小脳失調の責任病巣が

小脳、大脳、脳幹のいずれにあるのかは随伴神経症候を参考にして決定する。

❸ 感覚性失調の特徴を覚える

関節位置覚が障害されると足や手がどのような位置にあるのか判断できなくなるために、協調運動が障害される。これを**感覚性失調**（sensory ataxia）という。診察で、関節位置覚、振動覚が高度に障害されているので診断は難しくない。感覚性失調では、目で手足の動きを見つめれば失調は軽減し、逆に暗室内や閉眼で失調は増悪する。たとえば、開眼して足を見つめれば揃えて立つことができるが、閉眼するとバランスを崩して倒れる。これがロンベルグ（Romberg）徴候である（図7-1）。日常生活では、洗顔時にこの現象が起きるので洗顔現象とも呼ばれる。感覚性失調では眼振や構音障害は起こらない。この点でも小脳失調と鑑別できる。病変部位として脊髄後索か末梢神経を考える。

❹ 前庭神経障害の神経症候を覚える

前庭神経が障害されると平衡障害が起き、よろける。特徴は、起立時および歩行時に起きる平衡障害であり、横方向への偏奇が特徴である。前庭障害では、構音障害や四肢には協調運動障害は起こらない。また、嘔吐をともなうめまい感と病側に緩徐相が向く一方向性の回旋性眼振を認める。これらの点で小脳失調と鑑別できる。

❺ 例題

例題を通して、協調運動障害の病変部位を診断してみよう。

例題1

56歳、男。
　立ち上がった時に、急に体が宙に浮いた感じがして、まっすぐに歩けず、よろけた。吐き気も生じた。臥床するとすぐに浮遊感は消失した。1時間後、再び起立した時、まったく同じ症状が起きた。**解剖学的、病因的および臨床診断はなにか？**

解答1

　めまいは前庭神経系の障害で起きるが、前庭神経は小脳にも線維連絡しているので、小脳の脳血管障害でも発症時にめまいが起きることがある。歩行時のふらつきは両方の障害で起きるので鑑別点にはならない。鑑別点は眼振の方向、構音障害の有無および四肢の協調運動障害の有無である。しかし、本例ではそれらの鑑別所見の記載がない。本例のめまいの特徴は臥床ですぐにめまいが消失することであり、ある特定の頭位でのみ誘発されるめまいと診断することが大事である。小脳障害でこのような頭位誘発性のめまいは起こらないので、病変部位は前庭神経系と考える。病因は突発発症であるので血管障害か機能性が考えられるが、症状が臥床ですみやかに消失すること、めまい以外に神経症状がないことから機能性を第1に考える。したがって、臨床診断は良性発作性頭位性めまいになる。本疾患の実際の病変部位は三半規管である。本症はめまいの原因疾患として頻度がもっとも高い。臨床的特徴は、ある特定の頭位でめまいが誘発され、その頭位をやめるとめまいがただちに治まること、めまい時に難聴、耳鳴、頭痛がないことである。鑑別疾患はメニエール病である。メニエール病は持続時間が数時間と長く、発作時に難聴、耳鳴をともなう。さらに、再発するごとに難聴が増悪し、ついには聾になる悪性めまいである。前庭性め

まいの多くは回転性めまいであるが、本例のように浮遊感を訴えることもある（図 7-4）。

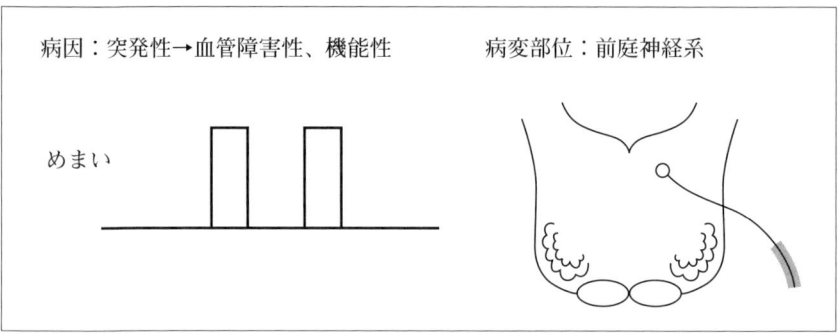

病因：突発性→血管障害性、機能性　　病変部位：前庭神経系

めまい

図 7-4　例題 1 の解答

例題 2

8 歳、男。

3 か月前から歩行時にふらつくようになった。1 か月前からしばしばよろけて倒れるようになった。発熱はない。しだいに頭痛を訴えるようになり、しばしば嘔吐し、日中でも眠りがちになってきた。診察では、両足を揃えて立つことができず、歩行は大きく開脚し、不安定であった。側方視で注視方向性の粗大な眼振を認めた。ベッド上での四肢の協調運動はほぼ正常で、筋力低下や感覚障害はなかった。**解剖学的、病因的および臨床診断はなにか？**

解答 2

立位および歩行時の失調では、小脳性、感覚性失調および前庭神経障害を常に鑑別する。本例では感覚が正常なので感覚性失調は否定できる。また、構音障害があり、眼振が注視方向性であることから前庭神経障害も否定できる。したがって、小脳失調になる。小脳失調は小脳障害だけでなく、脳幹や大脳（前頭葉や視床）での小脳求心路および遠心路の障害でも起きる。鑑別点としては経路の障害では半身性に小脳症候が出現することである。1 側の小脳障害でも片側性に小脳失調が起きるが、本例のように四肢の協調運動障害は軽度で歩行や

体幹失調が強く障害されている場合は小脳経路の障害より小脳虫部の障害を考える。本例では後に意識障害をきたしている。小脳の障害で意識障害は起こらない。意識障害は高位脳幹から視床の両側性病変による上行性脳幹網様体の障害を考える。

病因は数か月に渡り進行しているので腫瘍性か炎症性、感染性が考えられる。発熱がなく、頭痛、意識障害、嘔吐の頭蓋内圧亢進症候があるので腫瘍性を第1に考える。以上を併せると、臨床診断は小脳虫部から発生して上位脳幹を圧迫している腫瘍になる（図7-5）。

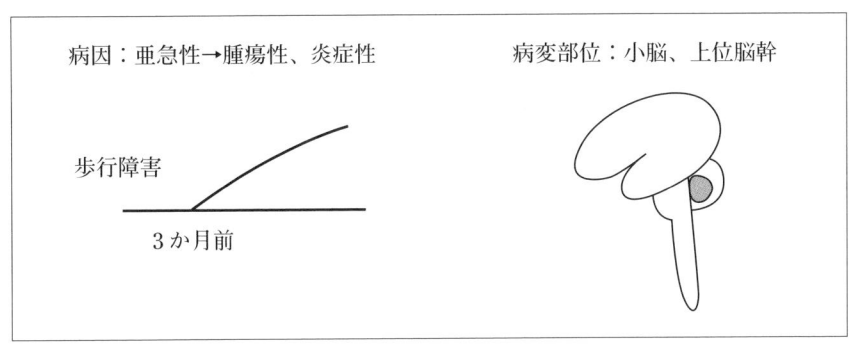

```
病因：亜急性→腫瘍性、炎症性        病変部位：小脳、上位脳幹

歩行障害

        3か月前
```

図 7-5　例題 2 の解答

例題 3

47歳、男。

突然回転性のめまいが起こり、頻回に嘔吐した。水を飲むと、鼻に水が漏れて飲み込みにくかった。さらに声がかすれて、喋りにくかった。左上下肢が自分の思うように上手に使えず、歩行時バランスがとれずに左へよろけた。左耳が聞こえにくく、また左顔面全体の痛覚が鈍いことにも気付いた。筋力低下はなかった。**解剖学的、病因的および臨床診断はなにか？**

解答 3

本例では協調運動障害以外に多彩な神経症候が同時に生じている。これらの

神経症候を起こしえる個所が病変部位になる。嘔吐をともなうめまい、難聴は聴神経障害である。嗄声・嚥下障害は迷走神経障害である。半側顔面全体の痛覚の選択的障害は三叉神経脊髄路障害である。筋力低下がないにもかかわらず、左上下肢の協調運動障害は小脳失調と考える。病変部位は迷走神経、聴神経障害があるので下位橋から延髄に存在する。下位橋および延髄の水平断面を図示してこれらの神経症候が起きる範囲を塗り潰すと外側延髄になる（**図7-6**）。

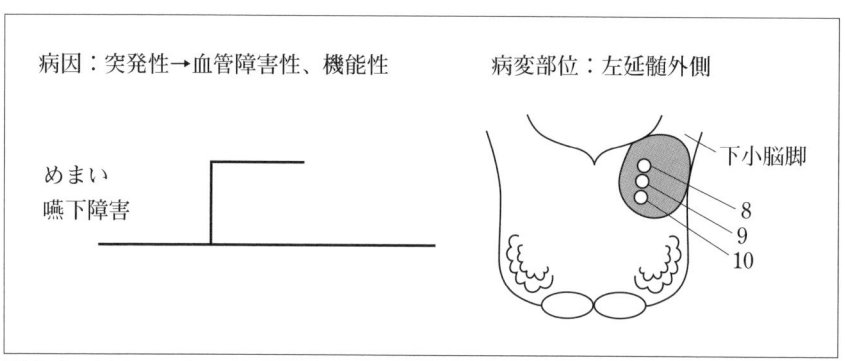

図 7-6　例題3の解答

病因的診断は突発発症し、症状が持続しているので脳血管障害と考える。したがって、臨床診断は外側延髄の梗塞になる。延髄の脳出血はきわめて少なく、延髄の脳血管障害では梗塞を第1に考えることが大事である。外側延髄症候群はWallenberg症候群とも呼ばれ、典型例では上記の神経症候に加えて病変側にホルネル症候群、対側半身に温痛覚低下（脊髄視床路障害）も呈する。

例題4

65歳、慢性アルコール中毒の男。

半年前から歩行障害、痴呆が認められ、しだいに増悪しているので受診。診察で、失見当識、計算不能、記銘力低下を認めた。これらの障害に関する病識は欠如していた。言語は緩徐で、不明瞭。歩行は不安定で、つぎ足歩行は不能。鼻指鼻試験は軽度拙劣、かかと膝試験は高度に拙劣であった。四肢に筋力低下

はなかった。腱反射はすべて消失。振動覚は中等度に低下していたが、ロンベルグ徴候は陰性。**解剖学的、病因的および臨床診断はなにか？**

解答 4

　めまいがなく、構音障害と四肢に協調運動障害があるので前庭神経障害は否定できる。感覚障害があるが、ロンベルグ徴候が陰性なので感覚性失調も否定できる。したがって、本例は小脳失調であり、小脳か脳幹、大脳での小脳経路の障害が考えられる。症候的には四肢の運動失調より歩行失調が優位であるので小脳虫部の障害を第1に考える（図7-7）。

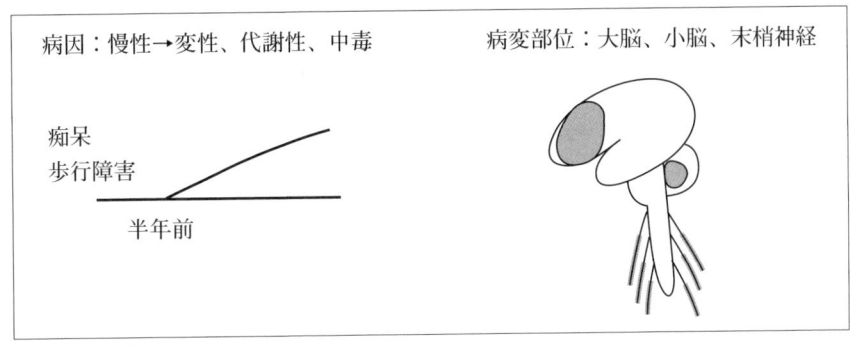

図7-7　例題4の解答

　本例では知能障害があるので大脳が障害されていることは確実である。また、四肢の腱反射の消失はポリニューロパチーを考える。病変部位は1か所に限定することが大切であるが、本例では不可能である。病因はアルコール歴があり、慢性進行性経過であるので、変性、慢性中毒あるいは代謝性を考える。小脳失調、痴呆、末梢神経障害のすべてが慢性アルコール中毒の主要神経症候であるので、診断は慢性アルコール中毒による神経障害と診断してよい。

第8章

痴呆を診断する

① 痴呆を定義できる
② 痴呆と意識障害を鑑別できる
③ 痴呆とうつ病が鑑別できる
④ 痴呆と良性健忘を鑑別できる
⑤ 記憶の分類ができる（表 8-1）
⑥ 記憶の責任病巣を知る
⑦ 痴呆の分類ができる
⑧ 例題

❶ 痴呆を定義できる

　痴呆（dementia）は大脳障害の重要な局所徴候である。痴呆は、正常に発達した認知、記憶、判断などの知的能力が退行して正常な社会的生活を営むことができなくなった状態と定義できる。大脳の器質的障害で起こり、知的障害は持続する。一方、知能の発達障害は精神発達遅延と呼ばれ、痴呆とは異なる病態である。

❷ 痴呆と意識障害を鑑別できる

　意識障害があれば、判断力、記銘力、見当識などの知的能力が障害される。深昏睡状態であれば鑑別は容易であるが、意識障害が軽度の場合は痴呆との鑑別が難しい。痴呆とまぎらわしい軽度の意識障害は、向精神薬や睡眠薬服用、代謝性脳症（肝硬変、尿毒症、糖尿病、甲状腺疾患など）、電解質異常（低 Na 血症など）、低酸素血症（慢性呼吸器疾患）や高度の貧血、発熱などで起きる。
　鑑別点は、痴呆では睡眠覚醒リズムが認められる。また、大脳が器質的に障

害されているので、症状の変動はほとんどない。一方、意識障害では発症が急性で、睡眠覚醒リズムが障害され、痴呆症状の日内および日差変動がみられることが特徴である。急激に起き、症状に変動がある痴呆では、意識障害の可能性を念頭に置くことが大切である。

❸ 痴呆とうつ病が鑑別できる

うつ病のために行動だけでなく、思考が抑制されて痴呆様に見える病態を仮性痴呆（pseudodementia）という。配偶者の死、転居による孤独など、うつの原因となる出来事を契機に急性に発症する。患者は記憶力障害をくどくど話すが、会話の内容は正確な記憶に基づいており、矛盾がみられる。計算、常識などの質問に対して、考えずにすぐに「わかりません」と即答することが特徴である。症状に大きな日内、日差変動がみられ、さらに痴呆患者と異なり、食欲低下、不眠、易疲労感などを訴え、希死念慮がみられることも特徴である。

❹ 痴呆と良性健忘を鑑別できる

健忘（amnesia）は病的状態ではなく、老化にともなう生理的な現象であり、進行はきわめて緩徐である。健忘は、人の名前、物を置いた場所、電話番号、郵便番号を忘れるなどの近時記憶障害を特徴とする。病識があり、見当識障害がない点が痴呆と異なる。しかし、健忘がアルツハイマー病の初期症状のことがあり、経過を観察することが大切である。

❺ 記憶の分類ができる（表 8-1）

痴呆の中核症候は記憶、記銘力障害である。徘徊、幻覚などの異常行動は記憶障害をもとにして起きているので痴呆の周辺症状と呼ばれる。

表8-1 記憶の分類

(1) 保持の長さによる分類 　　即時記憶（immediate memory） 　　近時記憶（recent memory） 　　遠隔記憶（remote memory）
(2) 内容による分類 　　陳述記憶（declarative memory） 　　　・エピソード記憶（episodic memory） 　　　・意味記憶（semantic memory） 　　手続き記憶（procedural memory）

　記憶は保持の長さで、**即時記憶**（秒～分単位）、**近時記憶**（数時間～数日単位）、**遠隔記憶**（週～年単位）に分類される。記憶はその内容で、意識的に想起して述べることができる**陳述記憶**と、意識的に想起できない練習で習得する技術や習慣の記憶である**手続き記憶**に分類される。陳述記憶はさらに、個人的な経験の記憶である**エピソード記憶**と、個人的な経験とは関係のない真理、法則、常識や世界の出来事などに関する記憶である**意味記憶**に分類される。

　痴呆で早期に障害されるのは、保持の長さでは即時記憶と近時記憶であり、内容ではエピソード記憶である。遠隔記憶や手続き記憶は早期に障害されない。たとえば、痴呆の早期には手続き記憶は保たれているために味噌汁などの料理や電話の応対は上手にできるが、近時記憶とエピソード記憶障害のために鍋を火に掛けっぱなしにしたり、電話の内容や電話があったことを忘れる。したがって、痴呆を早期に発見するためには、近時記憶とエピソード記憶を組み合わせた質問をしなければならない。例として、数日前にデパートへ家人と買物に行き、知人に会ったエピソードがあれば、このことを質問する。**痴呆では時間、場所、人に対する見当識が必ず障害されるが、時間に対する見当識が最初に障害され、次いで場所、人の順序で失見当識が出現**することを知っておく。

❻ 記憶の責任病巣を知る

痴呆は大脳に器質的病変があることを示す局所症候になる。記憶に関係した大脳の神経回路では、**Papezの回路**と**Yakovlevの回路**がもっとも重要である（図8-1）。**Papezの回路は側頭葉内側の海馬から脳弓－乳頭体－視床前核群－**

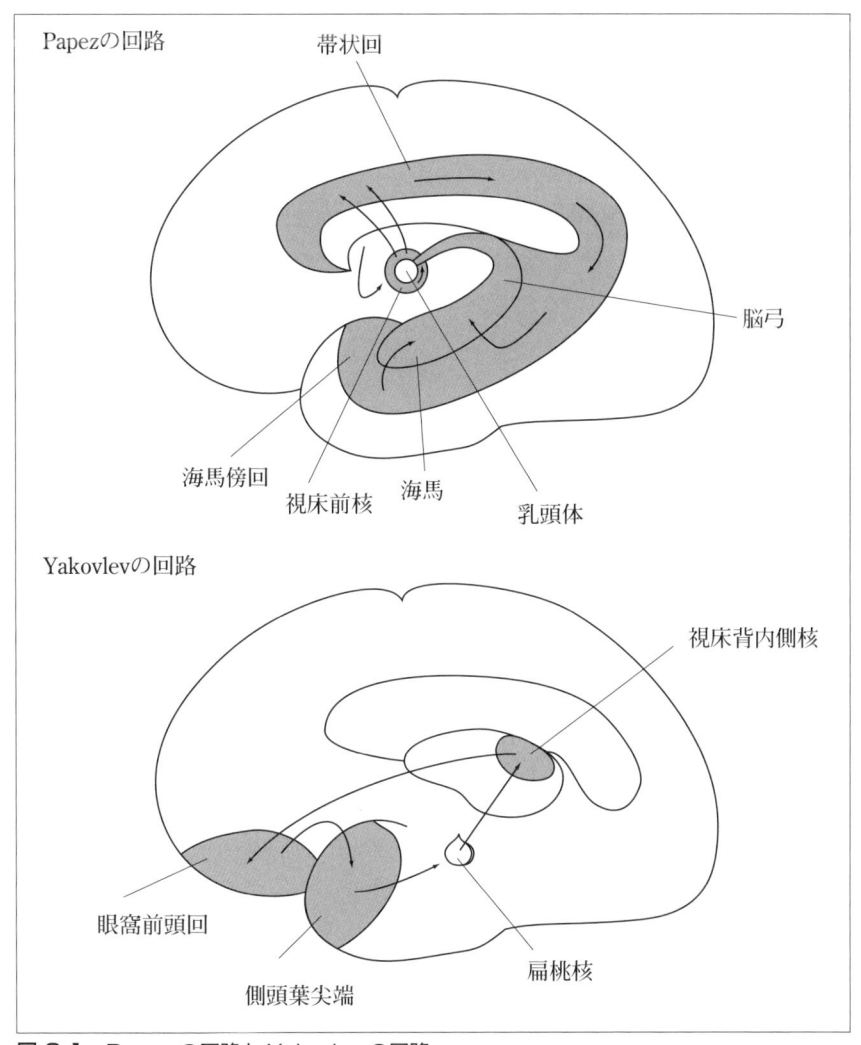

図8-1 Papezの回路とYakovlevの回路

帯状回—海馬傍回—海馬に戻る回路である。**Yakovlev**の回路は扁桃核—視床背内側核—前頭葉（眼窩前頭回）—側頭葉尖端部—扁桃核に戻る回路である。Papezの回路は即時、近時記憶に関係しており、この回路が障害されると新しく覚えられなくなる。

　Yakovlevの回路は記憶の想起に関係しており、この回路が障害されると強い逆向性健忘が起き、刺激されると昔の出来事を次々に思い出す。記憶の長期保持には大脳の連合野が重要な役割をしており、とくに海馬傍回と大脳連合野の連結が遠隔記憶の成立に深く関係している。

❼ 痴呆の分類ができる

　痴呆の分類では、**皮質性痴呆**と**皮質下性痴呆**の分類が臨床的に有用である（図 8-2）。

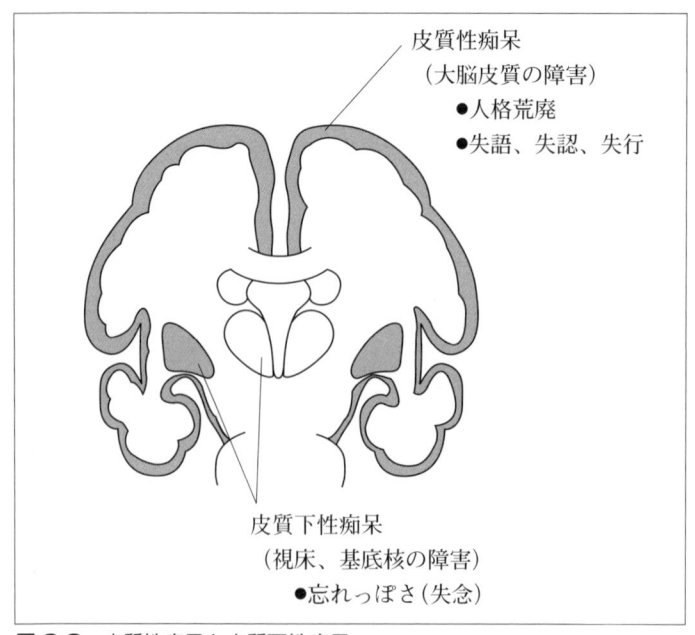

図 8-2 皮質性痴呆と皮質下性痴呆

皮質性痴呆
（大脳皮質の障害）
● 人格荒廃
● 失語、失認、失行

皮質下性痴呆
（視床、基底核の障害）
● 忘れっぽさ（失念）

皮質性痴呆は大脳皮質の障害で起きる痴呆で、アルツハイマー病、クロイツフェルト・ヤコブ病に代表される。高次脳機能障害症候（失語、失行、失認、失書、地誌的見当識障害など）、人格荒廃、計画や構成能力障害を早期に出現することが特徴である。

　皮質下性痴呆は視床、大脳基底核の障害による痴呆で、ハンチントン舞踏病、パーキンソン病、進行性核上性麻痺に代表される。皮質下性痴呆は、忘れっぽさ（失念）、思考の緩慢化、獲得した知識の利用障害が特徴である。皮質下性痴呆では大脳皮質に由来する記憶は保たれているが、視床、基底核と脳幹網様体賦活系の経路が離断されているため、大脳皮質に由来する記憶を利用できない、あるいは利用するために多大の時間を要する状態である。したがって、皮質性痴呆と大きく異なる点として、皮質下性痴呆は時間をかければ課題の解決が可能であることがあげられる。

❽ 例題

　痴呆の診断に重要な知識は述べたので、例題で痴呆を診断してみよう。

例題 1

　70歳、男性。
　字の読み書きができなくなったと家人が連れてきた。物にぶつかることはないが、右側半盲がある。字の読み書きは完全に不能。計算は良好で、失見当識はない。質問の理解や言語は正常であった。**診断はなにか？**

解答 1

　正解は優位半球頭頂葉の病変で起きる失読、失書である（図8-3）。痴呆のために読み書きが完全にできないのであれば、当然計算や見当識も高度に障害される。したがって、本例は痴呆ではないと考える。優位大脳半球の障害は失語、

失読、失書、失算などの高次脳機能障害を起こす。ある高次機能だけが高度に障害され、他の高次脳機能が良好であれば痴呆と診断せず、その病態に応じて失書、失読などと診断する。

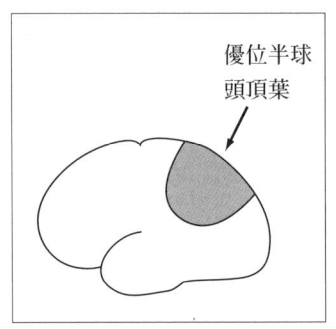

図 8-3　例題 1 の病変部位

例題 2

60 歳、女性。

数年前からもの忘れがあり、ひどくなったために受診。家庭ではきちんと整理するが、どこに置いたのか思い出せない。電話が鳴ると礼儀正しく応対するが、内容をすぐ忘れる。診察で計算や日時の質問をすると、すぐ笑い出して答えない。左右がよくわからず、家の絵の模写が不能。**診断はなにか？**

解答 2

正解はアルツハイマー病である。アルツハイマー病では質問をしても答えず、笑ってごまかすことが多い。病識がなく、失認（本例では左右失認）、失行（本例では構成失行）などの高次脳機能が早期に障害される皮質性痴呆の代表的疾患である（**図 8-4**）。

アルツハイマー病は頭頂葉、上部側頭葉から変性が始まるので、脳血管性痴呆と異なり、仮性球麻痺、尿失禁、運動麻痺、パーキンソニズムなどの身体的異常は発症早期には認めない。

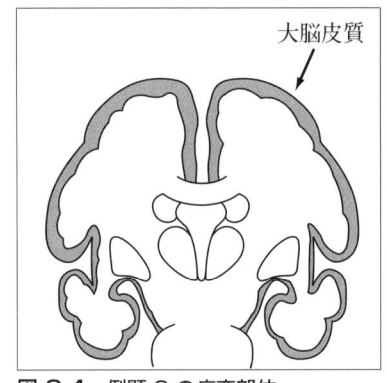

図 8-4　例題 2 の病変部位

例題3

48歳、男性。

昨日の夜帰宅して寝たことまで記憶しているが、それ以降から本日昼ごろまでのことがまったく思い出せない。妻の話では、今朝出勤時間になっても出掛けようとせずに座ってボンヤリしていた。「今日は何曜日か？ 今からどうするのか？」など質問し、教えても同じ質問を繰り返した。麻痺はなく、妻や自宅にいることは認識していた。**診断はなにか？**

解答3

正解は一過性全健忘症（transient global amnesia，TGA）である。TGAはPapezの回路の海馬、視床の一過性脳虚血発作であり（図8-1および8-5）、責任血管は後大脳動脈である。発作時には、即時および近時記憶が高度に障害されるために患者は教えられても憶えることができず、同じ質問を何度も繰り返すことが特徴である。遠隔記憶は保たれており、自己の姓名や家族を見て誰かと尋ねることはない。最近のことが思い出せないために、今日のスケジュールがわからずに当惑する。ヒステリーで起きる心神喪失は自己の姓名まで忘れる点で鑑別できる。発作の持続時間は通常数時間である。

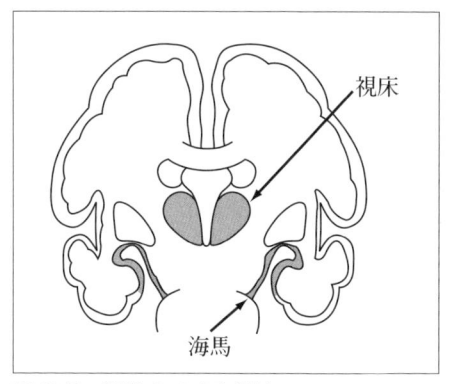

図8-5 例題3の病変部位

例題4

65歳、男性。

物忘れがひどくなったために受診。即時記憶障害があり、物の名前がすぐに

出ず（失念）、計算も障害されている。しかし、人格は正常で病識がある。構音障害と嚥下障害があり、下顎反射は亢進している。四肢の腱反射は両側で亢進し、痙性歩行を認めた。**診断はなにか？**

解答 4

本例では記憶と計算力が障害されているので痴呆と診断する。しかし、人格が保たれており、忘れやすいとの病識がある。このような精神知的障害が不均一な痴呆をまだら痴呆といい、脳血管性痴呆の特徴である。脳血管性痴呆の他の特徴は、痴呆とともに身体的異常が起きることである。本例では嚥下障害、言語障害（ともに仮性球麻痺の症候）、歩行障害がみられているが、このような身体的異常を早期に合併することが特徴である。脳血管性痴呆は両側性の前頭葉白質病変による（図 8-6）。

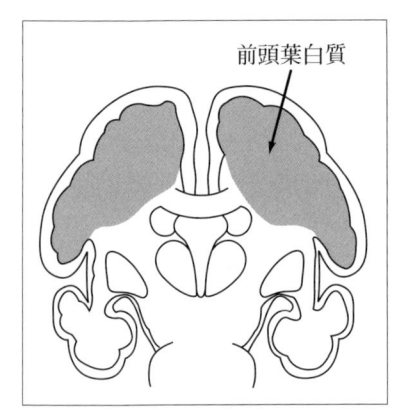

図 8-6　例題 4 の病変部位

例題 5

60 歳、男性。

1 年前にクモ膜下出血の既往。数か月前から動作が緩慢になり、何をするにも時間がかかるようになった。もの忘れも目立つようになり、時に尿失禁がある。**診断はなにか？**

解答 5

正解は正常圧水頭症（normal pressure hydrocephalus, NPH）である。NPHはクモ膜下出血や髄膜脳炎でクモ膜癒着が生じてクモ膜下腔が閉塞し、髄液の

吸収が障害されるために起きる水頭症である。原因疾患の数週ないし数か月後に発症することが多く、進行性の痴呆、歩行障害（パーキンソン歩行）、尿失禁を3主徴とする。NPHの3主徴は、拡大した側脳室による前頭葉白質、基底核の圧迫が原因である（図8-7）。

痴呆は皮質下性痴呆であり、失語、失行、失認などの皮質症候はないことが疾患特徴である。

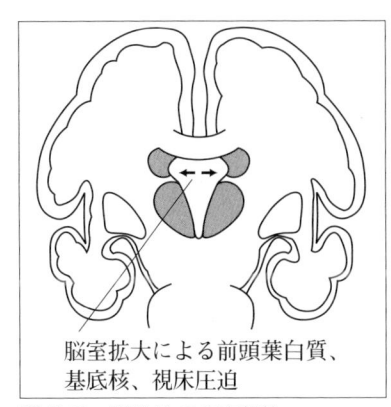

図 8-7 例題 5 の病変部位

脳室拡大による前頭葉白質、基底核、視床圧迫

第 9 章

不随意運動を診断する

❶ 不随意運動の診断の進め方
❷ 律動性不随意運動を診断する
❸ 非律動性不随意運動を診断する
❹ 不随意運動の薬理学
❺ 例題

❶ 不随意運動の診断の進め方

不随意運動は大脳基底核を中心とする錐体外路系障害の重要な局所徴候である（図9-1）。病因には、器質的障害に加えて薬剤や代謝異常などによる機能的障害がある。

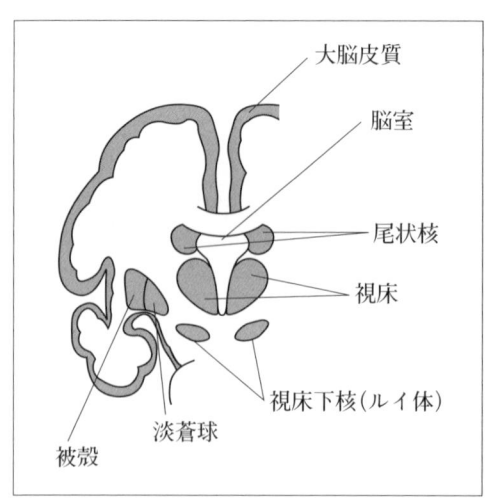

図 9-1
大脳基底核
（不随意運動の中核となる）

不随意運動の診断では、最初に律動性なのか非律動性なのかを判定することが大切である。一定のリズムで反復していれば律動性の不随意運動と判定し、振戦かミオクローヌスを考える。一方、不随意運動の方向や周期、振幅が不規則であれば、舞踏病、バリスム、アテトーゼ、ジスキネジーを考える。非律動性不随意運動の責任病巣と治療法は同じであり、診断においてもっとも重要なのは不随意運動が律動性か否かである。

❷ 律動性不随意運動を診断する

　同じリズムで反復する不随意運動は振戦（tremor）かミオクローヌス（myoclonus）を考える。鑑別が難しいこともあるが、方向が一定であれば振戦、一定していなければミオクローヌスを考える。

　振戦では、出現時の肢位に注目する（図9-2）。患肢の動作をしていない時に出現すれば静止時振戦と診断し、その代表的疾患としてパーキンソン病があげられる。静止時振戦は患肢の動作で消失する傾向がある。

　水平挙上などある特定の肢位で出現すれば姿勢時振戦、書字などの動作時に出現すれば動作時振戦と診断する。姿勢時振戦と動作時振戦は合併することが多く、その代表的な疾患が本態性振戦である。このように、静止時振戦と姿勢時・動作時振戦は病因と治療が異なるので厳密に鑑別しなければならない。静止時振戦では大脳基底核の障害を考え、姿勢時・動作時振戦では小脳遠心路（小脳歯状核→上小脳脚→中脳赤核→視床）の障害を考える。

　ミオクローヌスも静止時、姿勢保持時および動作時に起きる。また、ビクッと電撃的に単発で起きる場合と振戦のように反復する場合がある。静止時に上肢に反復するミオクローヌスは小児の亜急性硬化性全脳炎と成人のクロイツフェルト・ヤコブ病でみられ、これは大脳皮質起源性である。姿勢時および動作時に上肢に反復性のミオクローヌスがリピドーシス、肝硬変、尿毒症などの代謝性疾患や薬物中毒、無酸素脳症でみられ、これは小脳遠心路系の障害である。

(1) 静止時振戦

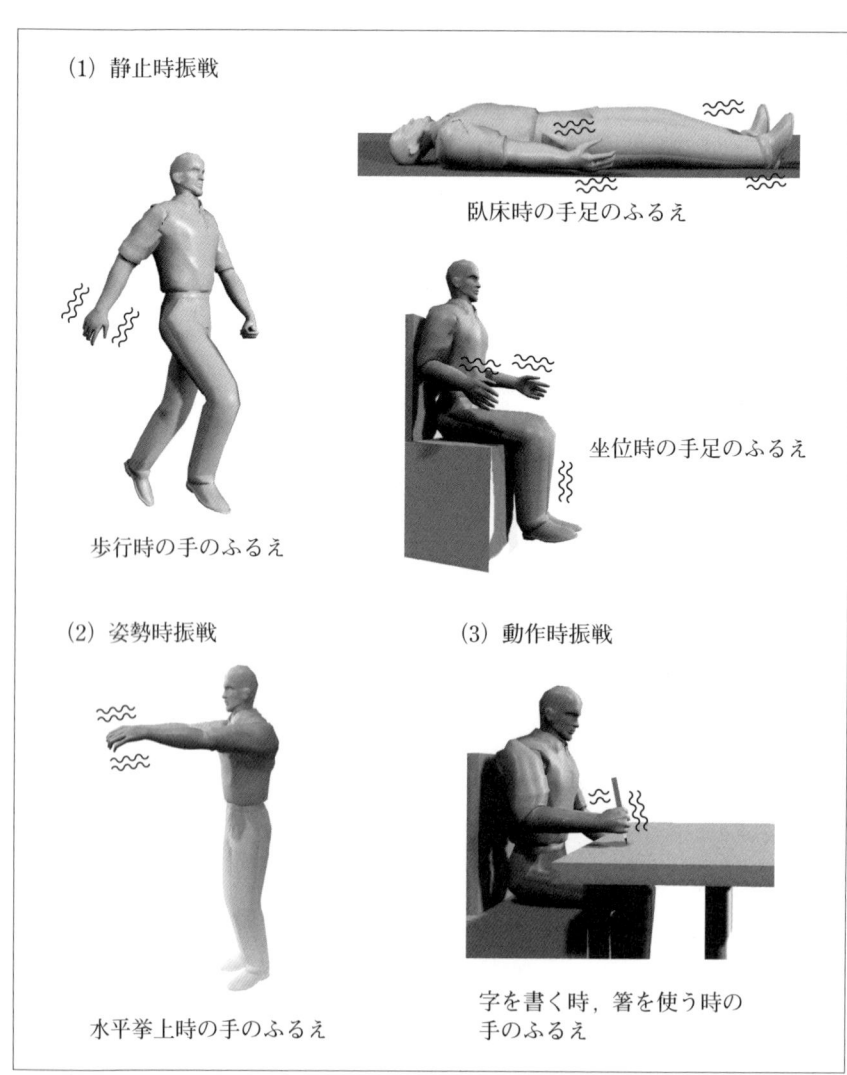

臥床時の手足のふるえ

歩行時の手のふるえ

坐位時の手足のふるえ

(2) 姿勢時振戦

水平挙上時の手のふるえ

(3) 動作時振戦

字を書く時，箸を使う時の手のふるえ

図 9-2　振戦

❸ 非律動性不随意運動を診断する

　舞踏病（コレア）、ジスキネジー、バリスム、アテトーゼは不規則で非合目的運動を示す不随意運動で（図9-3）、その責任病巣は同一で、大脳基底核（尾状

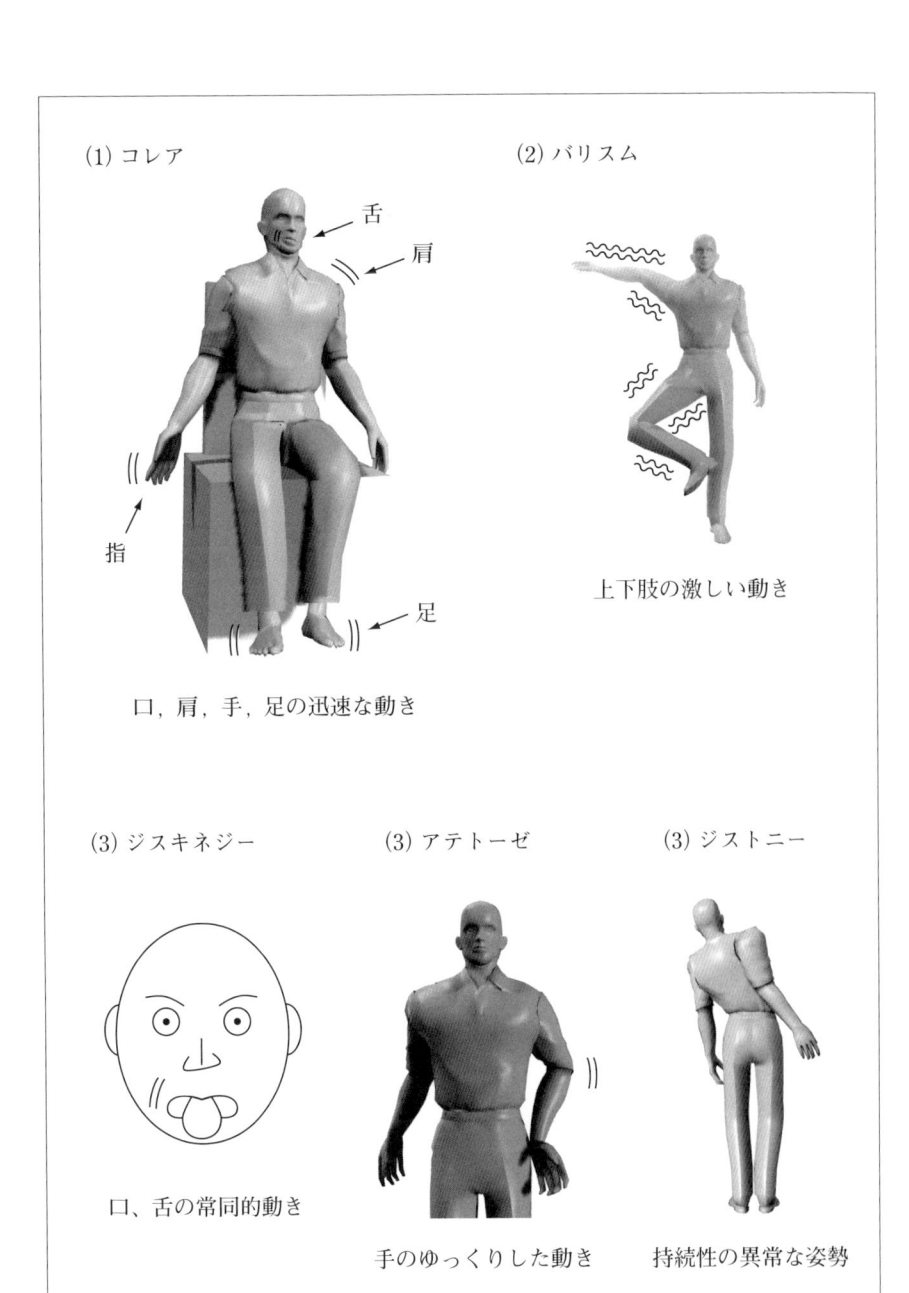

(1) コレア
舌
肩
指
足
口，肩，手，足の迅速な動き

(2) バリスム
上下肢の激しい動き

(3) ジスキネジー
口、舌の常同的動き

(3) アテトーゼ
手のゆっくりした動き

(3) ジストニー
持続性の異常な姿勢

図 9-3 不規則不随意運動

第9章 不随意運動を診断する

核、被殻−淡蒼球−視床下核経路）である。

舞踏病は舌をペロッと出す、口をつぼめる、指をピクッと動かすなどの迅速な不随意運動である。アテトーゼは虫が這っていると形容されるようにゆっくりした不随意運動である。両者が混合していることがあり、その場合はコレオアテトーゼと診断する。ジスキネジーは常同的なコレオアテトーゼが持続性に出現するもので、口、舌に起きることが多い。バリスムは手足を投げ出すと形容されるように、もっとも激しい不随意運動である。

上記以外の不随意運動として持続性の姿勢異常を呈するジストニーがある。仰臥位では目立たず、立位で明瞭になる。全身性に起きることもあるが、局所性のこともあり、頸部だけであれば痙性斜頸、前腕筋のジストニーで書字が困難な場合は書痙と診断する。ジストニーの責任病巣は明確でないが、大脳基底核の病変で起きることは確実である。

❹ 不随意運動の薬理学

不随意運動の発症には脳の神経伝達物質が関係している。脳の神経伝達物質のバランスを崩す薬剤は長期連用すると不随意運動を起こしうる。不随意運動の薬理学的機序は完全には解明されていないが、臨床的に重要なことについて述べる。

①**静止時振戦**

抗パーキンソン薬（抗コリン薬、ドーパミン作動薬、ドーパ剤）で抑制されることから、脳でのドーパミン系の機能障害が関係している。

②**姿勢時および動作時振戦**

β_2遮断作用を有するβ遮断薬で抑制されることから、ノルアドレナリン系の機能亢進が関係していると推測される。抗パーキンソン薬は無効である。

③**不規則な不随意運動**

舞踏病、アテトーゼ、バリスム、ジスキネジーなどの不規則不随意運動は、脳のドーパミン受容体遮断作用を有する薬で抑制できる。逆に、パーキンソン病治療薬は悪化させる。したがって、大脳基底核でのドーパミン作動系の相対

的機能亢進状態が関係していると推測される。

④ジストニー

筋トーヌスの異常な亢進が原因であり、ドーパ、抗コリン薬などの抗パーキンソン薬がもっとも有効であり、大脳基底核でのドーパミン系の相対的機能低下が関与していると推測される。

❺ 例題

例題で不随意運動を診断してみよう。

例題1

舌を含めて左右対称性に全身に高度の筋萎縮を認める男性。腱反射は消失し、感覚障害はない。萎縮筋の一部が時どきピクピクするとの訴えがある。**この不随意運動はなにか。**

解答1

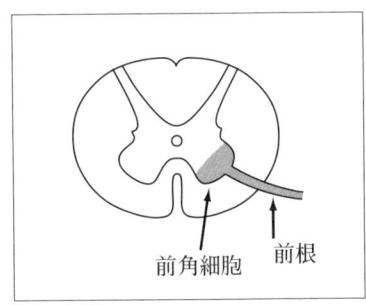

図9-4 例題1の病変部位（前角細胞、前根）

筋線維束攣縮（fasciculation）である。筋線維束攣縮は神経原性筋萎縮の診断根拠になる重要な症候である。脊髄前角細胞あるいは神経根（前根）の障害で起こる（図9-4）。

本例では感覚障害がなく、全身性に筋萎縮がみられることから運動ニューロン疾患（筋萎縮性側索硬化症）と診断される。筋線維束攣縮は患者が自覚しているので、筋萎縮の患者には筋肉がピクピクするか否かを必ず質問する。

例題2

おじぎをするように体幹を激しく前屈させる不随意運動を認める男性。言葉も不明瞭で、食事時に舌を咬むため、抜歯している。四肢も常に動かし、落ち着きがない。**この不随意運動はなにか。**

解答2

正解は舞踏病である。舞踏病は口や四肢の末端に起きることが多いが、本例のように体幹に起きることもある。このような激しい体幹の舞踏病は有棘赤血球舞踏病の特徴である。責任病巣は尾状核で、MRIで尾状核の萎縮を認める（図9-5）。

鑑別すべき疾患は、同様に尾状核の萎縮を認めるハンチントン舞踏病であるが、ハンチントン舞踏病では、舞踏病は口と四肢末端に起きて体幹に起きることはなく、また舌を咬むことがないことで有棘赤血球舞踏病と鑑別できる。

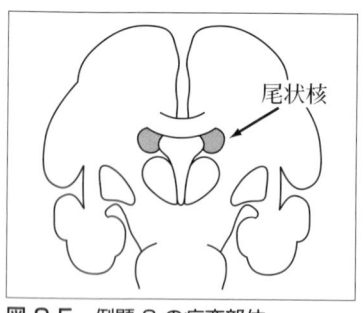

図9-5　例題2の病変部位

例題3

字を書く時に激しくふるえが起きる男性。箸を使う時、コップを持ち上げた時にも同様のふるえが起きる。鉛筆で渦巻きをなぞらせると、ふるえのために線からすぐにずれてしまう。父にも同様のふるえがある。**この不随意運動はなにか。**

解答3

正解は本態性振戦である。本態性振戦は上肢の姿勢時および動作時振戦を特徴とし、下肢に起きることはまれである。本例のように優性遺伝で発症するこ

とが多く、患者はあらゆる年代層にわたる。姿勢時および動作時振戦以外の神経症候は起こらない良性の疾患である。責任病巣は小脳遠心路系の機能亢進であり（図 9-6）、β遮断薬の投与で振戦は減弱する。

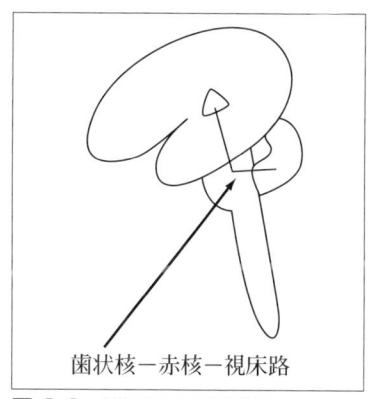

歯状核—赤核—視床路

図 9-6 例題 3 の病変部位

例題 4

パーキンソン病で約 6 年間薬物治療を受けている男性。1 年前から薬の効く時間が短くなり、もっとも薬が効いている時間帯に、舌を突出したり、口をモゴモゴ動かすようになった。**この不随意運動はなにか。**

解答 4

正解は口、舌ジスキネジーである。舞踏病の診断も正解であるが、本患者では常同的な運動の舞踏病が持続して起きているのでジスキネジーと診断する。パーキンソン病の治療中に起きるジスキネジーは、本例のように薬がもっとも効いている時間帯に出現する場合（peak-of-dose dyskinesia）と薬の効き始めと効かなくなる時間帯に出現する場合（diphasic dyskinesia）がある。いずれの機序でも、ドーパ長期投与にともなう被殻のドーパミン受容体の過敏反応が原因である（図 9-1）。

例題 5

肝硬変の男性。数日間便秘があり、意識の軽度低下が見られたため入院。座位で両上肢を水平挙上して両側の手指をつけさせると、上肢がバタバタ上下に

激しく動く。この**不随意運動はなにか**。

解答5

　正解は羽ばたき振戦である。振戦と呼ばれているが、筋電図学的には筋トーヌスが瞬時に消失するために起きるミオクローヌス（陰性ミオクローヌス）である。逆に手指を目標につけようとする時に筋収縮が起きて激しくふるえることがあり、企図ミオクローヌスと呼ばれる。企図振戦との鑑別は不随意運動の方向が一定であるか否かであるが、病変部位は小脳遠心路である（前ページ**図9-6**）。

第 10 章

総合症例問題

　ここからは、例題を通して神経疾患の診断の進め方を総括する。神経疾患の臨床診断においては、常に病因、病変部位、患者の年齢、疾患の頻度を念頭に置く。

例題 1

65歳、男。

病歴：3か月前より左半身の筋力低下を自覚。最近では左足を引きずって歩き、左手で物を握れなくなった。1か月前から頭痛を訴え、嘔吐も時どきあり、さらに最近は日中でも眠りがちになった。

神経学的所見：意識は傾眠状態。眼底で両側に視神経乳頭にうっ血浮腫を認める。疼痛刺激で右顔面を強くしかめるが、左顔面はしかめ方が弱く、左上下肢の動きも乏しい。左足は外旋位、腱反射は左上下肢で亢進し、バビンスキー反射も左で陽性。感覚障害の有無は意識障害があるために正確な判定困難。そのほかに明らかな異常は認めない。

病因、解剖学的および臨床診断はなにか？

解答1

　解剖学的診断を行う。四肢の運動障害では最初に病変が中枢神経、末梢神経、筋肉のいずれにあるのかを診断する。本例のような片麻痺が末梢神経や筋肉の障害で起こることはなく、中枢神経障害と断定してよい。錐体路徴候の存在が中枢神経障害であることを明白に示している。中枢神経障害の場合、次に病変部位が脳（大脳〜脳幹）なのか脊髄なのかを診断する。本例では上肢に錐体路徴候があるので病変は第4頸髄より高位にあるといえる。さらに顔面麻痺があるので病巣は橋以上にある。意識障害も上位橋→視床→大脳皮質へ投射している上行性脳幹網様体の両側性障害を示しており、解剖学的診断は上位脳幹から視床近傍の大脳に病変があると診断する（図10-1）。

　病変部位をこれ以上特定することは不可能であろうか。脳幹障害による意識であれば、脳幹が両側性に障害されていることになるので脳神経麻痺は必発する。本例では橋、中脳の脳神経（動眼、顔面、外転神経）の障害はない。本例

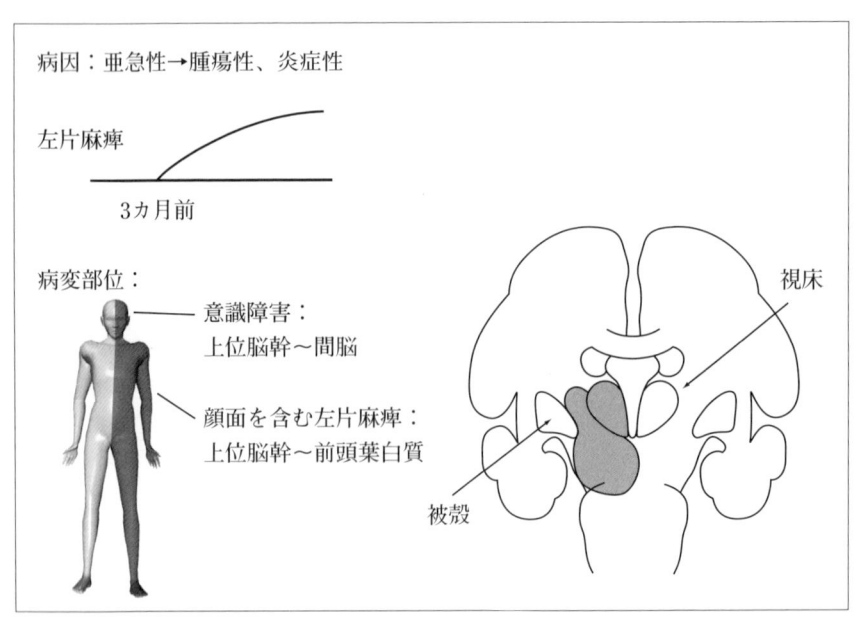

図 10-1　例題 1 の解答

の顔面麻痺は片麻痺と同側であるので中枢性顔面麻痺であり、顔面神経自体の麻痺ではない。したがって、解剖学的診断では、第1に大脳、第2に上位脳幹を考えるべきである。大脳であれば、片麻痺が初発症状なので前頭葉白質を第1に考える。

　病因的診断では、亜急性に進行しているので、占拠性か炎症性が考えられる。頭痛、意識障害、うっ血乳頭は頭蓋内圧亢進症候であり、占拠性疾患を示唆している。したがって、臨床診断は前頭葉白質の脳腫瘍になる。前頭葉を外から圧迫する髄膜腫や硬膜下血腫でもよいが、脳表面の組織には痛覚受容体が多いので頭痛が片麻痺に先行することが多く、本例では脳内の腫瘍を第1に考えるべきである。占拠性病変が考えられる場合、最初に脳の画像検査を行う。髄液検査は脳ヘルニアを起こすので禁忌である。

例題2

46歳、男。

病歴：約半年前から右に難聴が起こり、しだいに悪化している。約1か月前からお茶を飲んでも右の口角からこぼれるようになった。また、このころから顔を洗う時に右顔面の感覚が鈍いのに気づいた。食事時に右手で箸が上手に使えなくなり、歩行時によろけるようになった。また、時どき後頭部が痛い。

神経学的所見：意識清明。脳神経系では、側方注視で注視方向性の眼振を認める。右側に前頭筋、眼輪筋、口輪筋の筋力低下を認める。右顔半側に全感覚低下があり、右で角膜反射が減弱。右聴力は低下。眼底検査でうっ血乳頭はなく、他の脳神経は正常。右上下肢に協調運動障害がある。しかし、四肢に筋力低下、腱反射亢進、病的反射、感覚障害は認めない。

病因、解剖学的および臨床診断はなにか？

解答2

　解剖学的診断を行う。脳神経麻痺が次々に出現している。脳神経麻痺の病変部位の診断は、単一脳神経麻痺では末梢での障害を考える。複数の脳神経麻痺

病因：慢性→良性腫瘍、変性

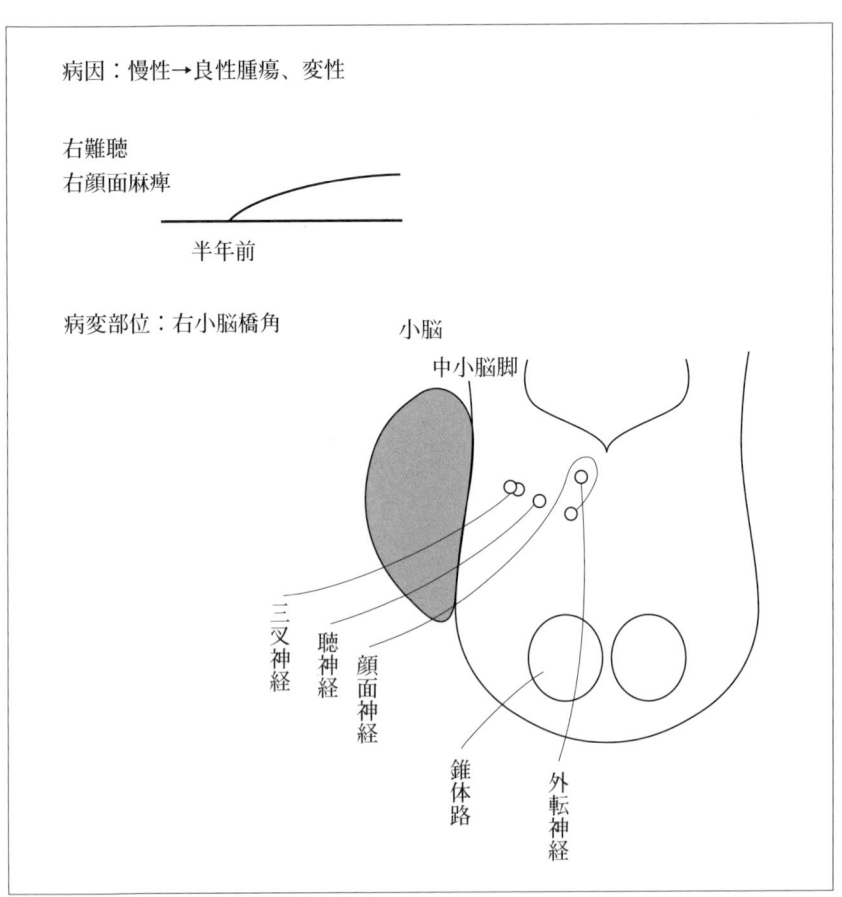

右難聴
右顔面麻痺
　　　　　　半年前

病変部位：右小脳橋角　　小脳
　　　　　　　　　　　　中小脳脚

三叉神経
聴神経
顔面神経
錐体路
外転神経

図 10-2　例題 2 の解答

ではそれらがもっとも近接する個所を考える。近接しなければ髄膜近傍の炎症性病変を第1に考える。脳神経麻痺と長経路徴候があれば、脳幹内病変を考える。

　本例では右側の聴神経（難聴）、顔面神経（顔面麻痺）および三叉神経（顔面の感覚低下）が障害されているので、この3脳神経がもっとも近接する個所を病変部位として第1に考える。これらの脳神経は橋に神経核があるので、橋の水平断を図示すると右外側橋すなわち小脳橋角部でもっとも近接することがわかる（**図 10-2**）。右側半身の小脳失調もこの部位で説明できる。右顔面全体の全

感覚低下も三叉神経の神経根の障害を示し、小脳橋角部の病変で説明できる。

病因的診断では、半年にわたり緩徐に進行している。このような病歴では変性を第1に考えることを強調してきた。しかし、数か月以上にわたる長い臨床経過にもかかわらず、病巣が限局している点は変性疾患に合わない。変性疾患は、発症早期には神経症候が片側性であっても経過とともに両側性になる。本例のように長い臨床経過にもかかわらず局所徴候を呈する症例では良性の腫瘍性病変を考えることが大切である。

臨床診断は右小脳橋角部の良性腫瘍となり、聴神経鞘腫や髄膜腫などが考えられる。

例題3

62歳、男。

病歴：半年前から四肢に力が入らなくなり、また手足がしだいに細くなってきた。肩、臀部、四肢で筋肉がピクピクすることがある。1か月前からものを飲込みにくく、鼻声になり、食事時にお茶が鼻に漏れることがある。四肢にしびれや疼痛はない。

神経学的所見：意識清明、痴呆なし。脳神経系では、両側顔面筋全体に軽度の筋力低下を認める。舌は両側性に萎縮し、舌突出は不良。軟口蓋も両側で挙上不良。四肢では近位、遠位筋のすべてが中等度に萎縮。筋力低下があり、上肢の挙上や起立が困難である。四肢の萎縮筋に筋線維束攣縮を認める。下顎反射、四肢の腱反射は高度に亢進し、バビンスキー反射は両側陽性。ラセーグ徴候は陰性。感覚系、協調運動、排尿は正常。

病因、解剖学的および臨床診断はなにか？

解答3

本例でも、最初に病変が中枢神経、末梢神経、筋肉のいずれにあるのかを診断する。腱反射亢進と病的反射陽性は錐体路徴候で、中枢神経障害を示している。しかし、本例には四肢に筋萎縮がある。錐体路障害で筋力低下は起きるが、

病因：慢性→変性、遺伝性、慢性中毒

四肢脱力

半年前

病変部位：上位運動ニューロン（錐体路）および下位運動ニューロン

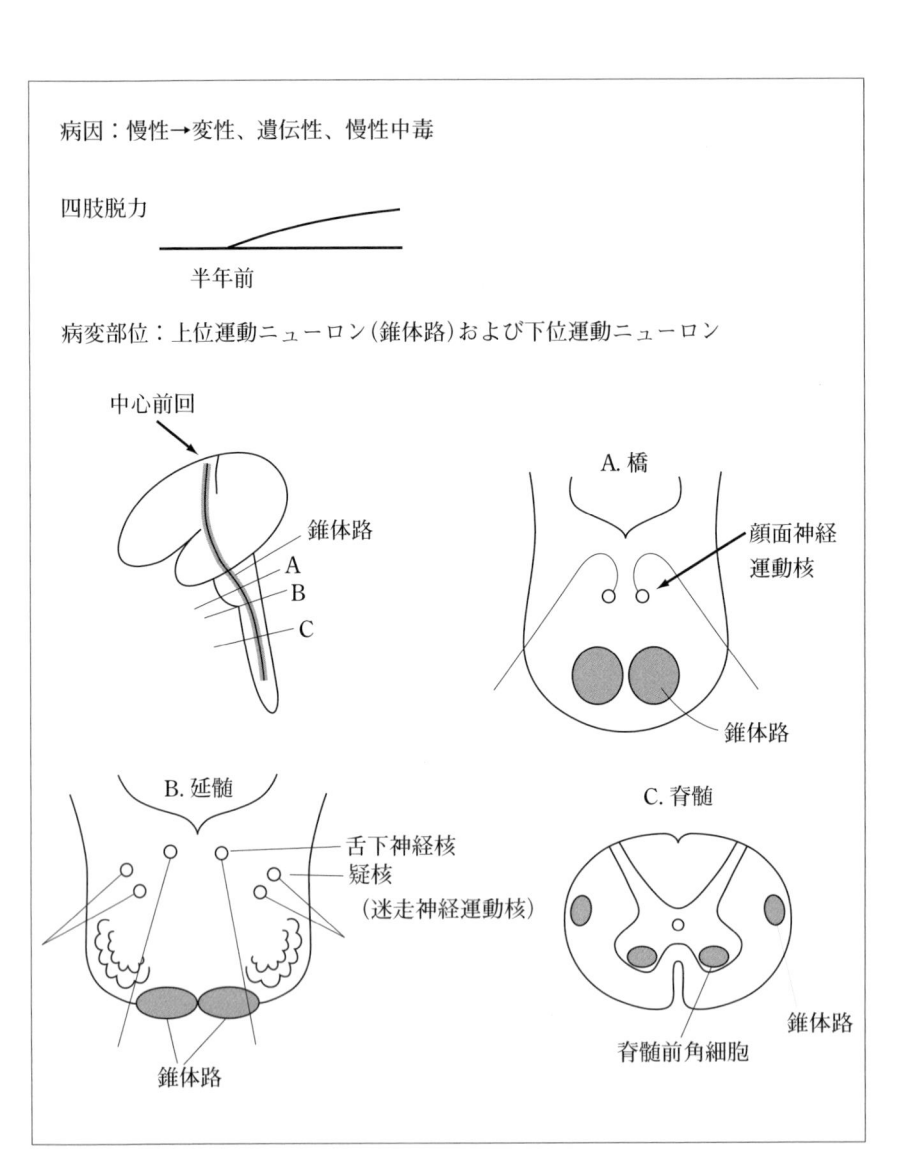

中心前回
錐体路
A
B
C

A. 橋
顔面神経運動核
錐体路

B. 延髄
舌下神経核
疑核
（迷走神経運動核）
錐体路

C. 脊髄
脊髄前角細胞
錐体路

図 10-3 例題3の解答

筋萎縮は起こらない。さらに本例では萎縮筋に筋線維束攣縮がある。これは脊髄前角細胞の障害で起こり、時にその近傍の神経根障害で起こる。神経根障害では感覚障害と根痛をともなうことが多く、本例ではこれらがない点で脊髄前角細胞障害を考える。四肢に筋萎縮が生じているので、頸髄から腰髄に渡りび

まん性に脊髄前角細胞と錐体路が障害される病変を考える（図10-3）。

顔面麻痺、軟口蓋麻痺、舌萎縮も四肢と同じ発病機序で起きていると考えることが大事である。したがって、顔面神経、迷走神経、舌下神経の脳幹運動核が障害されていると診断する。下顎反射亢進は両側の皮質橋路の病変を考える。

病因の診断では、慢性進行性であること、症状が両側対称性であること、この2点が変性疾患であることを示している。さらに追加すれば、長い経過にもかかわらず、脊髄では錐体路に近接して走行する外側脊髄視床路が障害されていない点である。すなわちある特定の系統だけが選択的に左右対称性に障害されている点が変性疾患を強く示唆する（これを系統変性という）。この例として、小脳失調が両側対称性に緩徐に進行する脊髄小脳変性症や運動障害が緩徐に進行するパーキンソン病があげられる。

本例の臨床診断は上位運動ニューロンと下位運動ニューロン（脳幹運動神経核と脊髄前角細胞）が選択的に障害される変性疾患となり、筋萎縮性側索硬化症になる。本症は呼吸筋、球筋を含めた全身の筋萎縮をきたす変性疾患で、通常は1～2年で死に至る。本症の特徴として4つの陰性徴候（①外眼筋麻痺がない、②感覚障害がない、③括約筋障害がない、④褥創がない）がある。

例題4

62歳、女性。

病歴：約1年前から右手が歩行時や人と会話時にふるえるようになった。最近は右足のふるえも自覚。約半年前から日常生活動作のすべてに以前より時間がかかるようになり、人と同じペースで歩行できなくなった。

神経学的所見：痴呆なし。顔面の表情が乏しく、仮面様顔貌。言葉は小さく、早口で流涎が多い。頸部および右優位に四肢筋に筋強剛を認め、四肢では歯車現象あり。右上下肢に粗大な静止時振戦を認める。歩行は前屈姿勢で、歩幅が小さく、手振りがない。立位の姿勢で後方に押すと転倒しそうになる。その他の脳神経、腱反射、筋力、感覚、自律神経系に異常を認めない。

解答 4

静止時振戦や筋強剛は代表的な錐体外路徴候で、病変部位は大脳基底核であることを覚える（**図10-4a**）。動作緩慢は寡動症（または無動症）と呼ばれ、筋強剛による。これらの神経症候は一括してパーキンソン症候と呼ばれる。

病因的診断では、慢性進行の経過で、左右差はあるが両側性の障害であるので変性を第1に考える。変性疾患は慢性進行性経過と両側対称性の症状が特徴

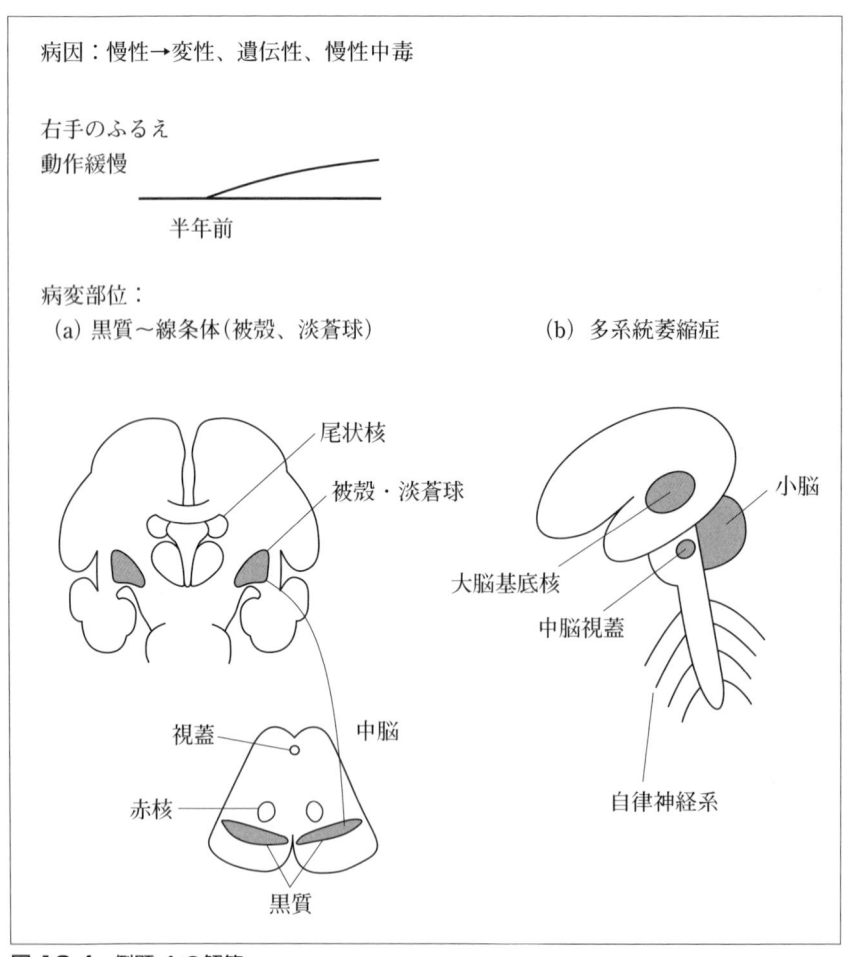

病因：慢性→変性、遺伝性、慢性中毒

右手のふるえ
動作緩慢

半年前

病変部位：
(a) 黒質〜線条体（被殻、淡蒼球）　　　(b) 多系統萎縮症

尾状核
被殻・淡蒼球
視蓋
中脳
赤核
黒質

小脳
大脳基底核
中脳視蓋
自律神経系

図 10-4　例題 4 の解答

である．しかし，発症初期には症候に左右差を認めることも多く，とくにパーキンソン病と筋萎縮性側索硬化症で多く見られる．パーキンソン病の主病変は中脳の黒質に存在するドーパミン作動性ニューロンの変性であるが，パーキンソン症候は線条体でのドーパミン作動系の機能低下で生じる．

したがって，臨床診断はパーキンソン病になる．本例は発症年齢，初発症状，神経症候のすべてが典型的なパーキンソン病である．静止時振戦，無動症，筋強剛に姿勢反射障害（転倒しやすい）をあわせてパーキンソン病の4大症状という．

パーキンソン症候を呈する変性疾患はパーキンソン病だけではない．パーキンソン症候に加えて以下の神経症候も認めた場合，臨床診断は何に変わるか．

（問1）眼球運動で，両側性に上下方向の注視が不能であった．人形の眼現象は陽性．診断はなにか
（問2）言語は酩酊様で舌の交互変換運動が拙劣．眼球運動に円滑さを欠き，側方視で注視方向性の眼振を認める．四肢の協調運動も高度に拙劣で，つぎ足歩行は不可能．診断はなにか
（問3）起立性低血圧，発汗障害，排尿障害など高度の自律神経障害を認める．診断はなにか

正解は問1は進行性核上性麻痺，問2はオリーブ橋小脳萎縮症，問3はシャイ・ドレーガー（Shy-Drager）症候群である．後者の2疾患は病理学的に共通した異常があるので同一疾患とみなされており，多系統萎縮症とも呼ばれる（図10-4b）．多系統萎縮症は非遺伝性の変性疾患で，パーキンソン症候が中核症候となるのでパーキンソン病のもっとも重要な鑑別疾患である．進行性核上性麻痺の病変の主座は中脳視蓋部であり，パーキンソン症候に加えて本例のように核上性の垂直注視麻痺を発症早期から認める．オリーブ橋小脳萎縮症はパーキンソン症候に加えて進行性の小脳失調を呈し，MRIで小脳と橋の萎縮を認めるのでパーキンソン病との鑑別は困難ではない．Shy-Drager症候群は自律神経症状（とくに起立性低血圧による失神発作）がパーキンソン症候に先行して

起き、MRIで脳幹の萎縮を認める。パーキンソン症候を認めた場合、眼球運動障害、小脳失調および自律神経障害の有無を必ず診察して進行性核上性麻痺や多系統萎縮症を鑑別することが大切である。

例題5

28歳、男。

病歴：5日位前から両足に力が入らず、歩きにくくなった。3日前からは起立も困難になり、両手の力も弱くなった。昨日から物が2つに見え、声が枯れ、飲み込みにくくなった。また、数日前から両足にピリピリする異常感覚がある。

神経学的所見：意識清明。脳神経系では、両眼の外転神経麻痺を認め、複視がある。両側の眼輪筋、口輪筋に軽度の筋力低下を認める。右の軟口蓋が麻痺し、鼻声である。四肢は近位筋、遠位筋ともに中等度に筋力が低下し、筋トーヌスは弛緩。筋萎縮はない。四肢の腱反射はすべて消失。ラセーグ徴候が両側強陽性。感覚系では、両下肢で振動覚が軽度低下し、足首以下にピリピリするジスエステジーがある。その他に明らかな異常は認めない。

病因、解剖学的および臨床診断はなにか？

解答5

解剖学的診断を行う。繰り返して述べるが、四肢の運動障害では最初に病巣が中枢神経、末梢神経、筋肉のいずれにあるのかを最初に考える。本例では感覚障害があるので筋肉疾患は除外できる。中枢神経か末梢神経系の鑑別は筋萎縮、腱反射、筋トーヌスで決定する。本例では筋萎縮はないが、腱反射が消失しているので末梢神経障害である。筋トーヌスが弛緩性の点も末梢神経障害に一致する。

末梢神経疾患では、病変部位が末梢神経の近位なのか末梢なのか、単一なのか複数あるいは多数の末梢神経が障害されているのかを診断する。近位の神経根の障害は髄節性の全感覚低下と神経根痛が特徴である。ラセーグ検査は神経根痛を誘発させる有用な検査で、本例は強陽性なので神経根に病変があること

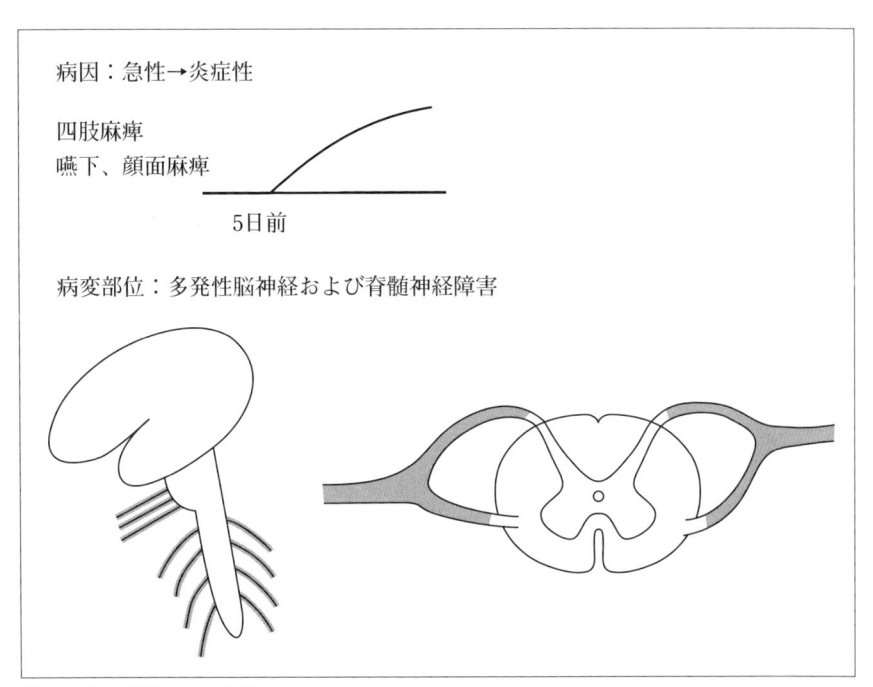

図 10-5　例題 5 の解答

は確実である。また、両側対称性に運動と感覚障害があるので多発性の末梢神経障害と診断してよい（図10-5）。脳神経も四肢と同じ機序で障害されたと考え、脳幹内ではなく脳神経自体の障害と考える（図10-5）。

　病因的診断では、本例のような急性進行性は炎症性（感染性および免疫性）を第1に考える。したがって、本例の臨床診断は急性の多発脳神経炎＋多発根神経炎になる。本例のように弛緩性麻痺が下肢から上肢へ上行し、時に脳神経麻痺や呼吸筋麻痺も起こす急性多発根神経炎はLandry–Guillain–Barré症候群と呼ばれる。感冒などのウイルス感染後に起きることが多く、免疫性機序で発症すると推測されており、治療として血漿交換とγ–globulin大量投与が有効である。病理学的には髄鞘が障害される脱髄性末梢神経炎である。髄鞘は修復されやすいので急性期に完全麻痺に至っても機能の回復は良好である。

　鑑別疾患として弛緩性麻痺を起す重症筋無力症があげられるが、本例では感覚障害がある点で否定できる。最初に行うべき検査は末梢神経伝導速度の測定

と髄液検査である。髄液では細胞数は正常で蛋白が増加する蛋白細胞解離現象が認められる。

例題6

62歳、男。

病歴：3週間前から微熱と頭痛を訴えていた。1週間前から物が2つに見えるようになり、両耳の聴力低下を訴えた。この数日は眠りがちで、床に臥せるようになった。

神経学的所見：意識は混迷状態。眼底で乳頭浮腫あり。脳神経系では、両側の外転神経麻痺を認め、疼痛刺激で両側顔面筋全体の軽度の筋力低下を認める。聴力低下の程度は判定不能。頚部では高度の項部硬直を認め、Kernig徴候は両側で強陽性。四肢に明らかな麻痺はなく、腱反射は正常で病的反射も陰性。四肢で感覚障害、強調運動障害の有無は判定不能。

病因、解剖学的および臨床診断はなにか？

解答6

解剖学的診断を行う。本例の神経症候は脳神経麻痺である。両側の外転神経、顔面神経、聴神経が障害されている。視神経と滑車神経を除いて両側の脳神経が交叉することはないので、前述した脳神経麻痺の診断の進め方に従えば、髄膜あるいはその近傍の病変を第1に考えるべきである（図10-6）。頭痛、項部硬直、Kernig徴候は髄膜刺激徴候であり、考えを支持する。意識障害と眼底の乳頭浮腫は髄膜炎による脳浮腫によると考える。髄膜炎では脳炎を併発するが、けいれん、片麻痺、視野障害などの脳局所症状がないので本例では脳炎の合併は軽いと考える。

病因的診断では、数週にわたって進行している亜急性経過であり、この臨床経過は腫瘍性、炎症性（感染、免疫）が考えやすい。とくに、発熱が病初期からあるので感染性を第1に考える。したがって、臨床診断は亜急性髄膜炎による脳神経麻痺になる。代表的な亜急性髄膜炎には、結核性髄膜炎、真菌性髄膜

病因：亜急性→炎症性、腫瘍性

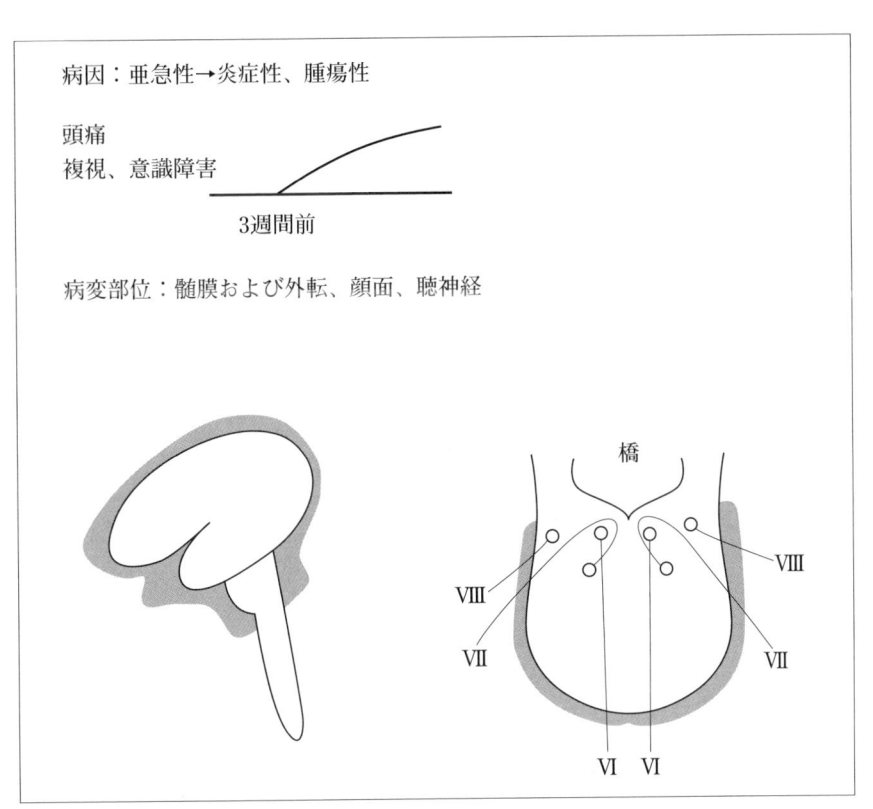

頭痛
複視、意識障害

3週間前

病変部位：髄膜および外転、顔面、聴神経

図 10-6 例題 6 の解答

炎、癌や白血病の髄膜播種がある。最初に行うべき検査は髄液検査である。

例題 7

56歳、男性。

病歴：約1か月前から物忘れするようになった。しだいに悪化し、最近では臥床状態になり、四肢の運動が少なくなり、尿便失禁状態になった。呼びかけても眼を向けるだけで返答であう、また嚥下が困難になり、むせるようになった。

神経学的所見：開眼し、注視あり、呼名反応なく、高度の痴呆状態。四肢は屈曲位で、筋萎縮あり。自発運動はなく、疼痛刺激で顔面をしかめ、四肢を進

展させる。嚥下・発語はなく、舌萎縮なし。頸部、四肢筋に筋強剛あり。時どき両上肢をビクと動かすミオクローヌスが起きる。尿便は失禁。

解剖学的診断および臨床診断はなにか？

解答7

　本例は痴呆で発症し、その後も痴呆が主症候であるので大脳に主病変があると診断でき、中枢神経疾患になる（**図10-7**）。筋強剛、ミオクローヌス、言語・嚥下障害（仮性球麻痺）も大脳の病変で説明できる。問題は筋萎縮である。筋萎縮は大脳病変では起こらず、末梢神経か筋肉の障害を示唆する。本例では腱反射の消失がないので末梢神経障害は否定できる。筋萎縮は筋疾患だけではなく、摂食障害による低栄養や長期臥床でも起こりる。筋疾患による筋萎縮では血清CPK値が上昇する。本例で血清CK値の上昇がなければ、栄養不良と長期臥床による廃用性筋萎縮と診断する。

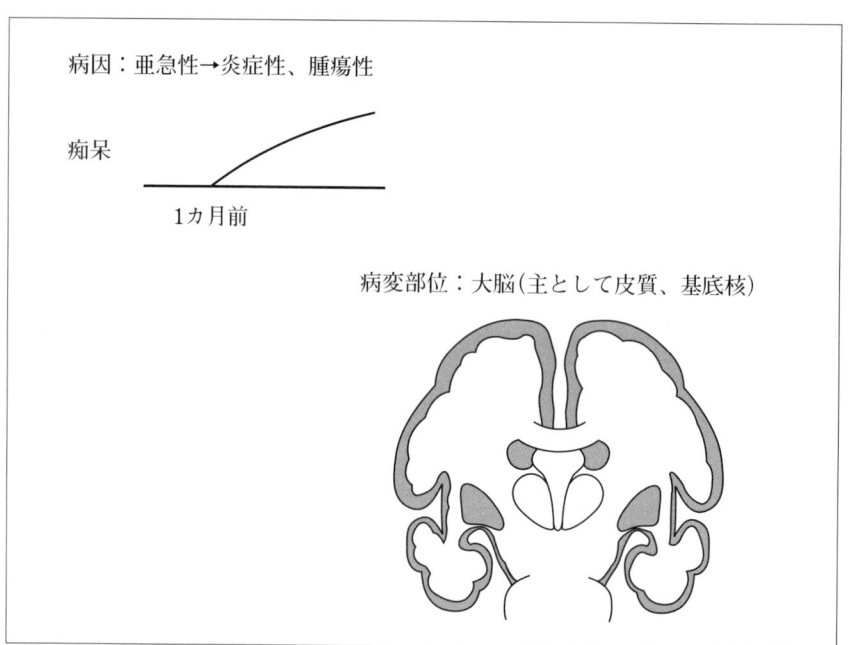

図 10-7　例題 7 の解答

病因的診断では、1か月の経過で高度の痴呆に至っており、亜急性進行性である。したがって、腫瘍性、感染性疾患が第1に考えられる。変性疾患では1か月で症状が完成することはない。腫瘍性で1か月で症状が完成するのは悪性であり、当然この時期には頭痛、嘔吐、眼底でうっ血乳頭などの頭蓋内圧亢進症候が出現する。本例では頭蓋内圧亢進症状がない点でも脳腫瘍は否定できる。したがって、臨床診断は亜急性脳炎になる。代表的な亜急性脳炎には遅発性ウイルス感染症とプリオン病がある。本例は発症年令、急速進行の痴呆、ミオクローヌスの点からプリオン病のクロイツフェルト・ヤコブ病と診断してよい。プリオン病は脳に立体構造が変異した異常なプリオン蛋白が蓄積する致死性脳症で、感染だけでなくプリオン蛋白遺伝子の変異でも起きる。クロイツフェルト・ヤコブ病の診断には脳波が有用で、周期性同期性放電と呼ばれる特異的異常が認められる。

例題8

36歳、男性。

病歴：半年前くらいから右手次いで左手の感覚が鈍くなった。熱さがわかりにくく手に火傷をし、痛みもわかりにくい。1か月前位より両手に力が入りにくく、手が細くなってきた。

神経学的所見：意識は清明で、痴呆なし。右眼にホルネル徴候を認めるが、その他脳神経系に異常なし。両手および前腕筋に筋萎縮とfasciculationを認め、握力も中等度低下。腱反射は上肢ですべて消失。下肢では正常で病的反射は陰性。両側性に上肢では第7頸髄から第5胸髄の感覚支配領域に温痛覚の高度の低下を認める。

病因、解剖学的および臨床診断はなにか

解答8

解剖学的診断を行う。感覚障害があるので筋疾患は否定できる。髄節性の感覚障害は末梢神経の神経根障害でも起きるが、その場合は全感覚障害である。

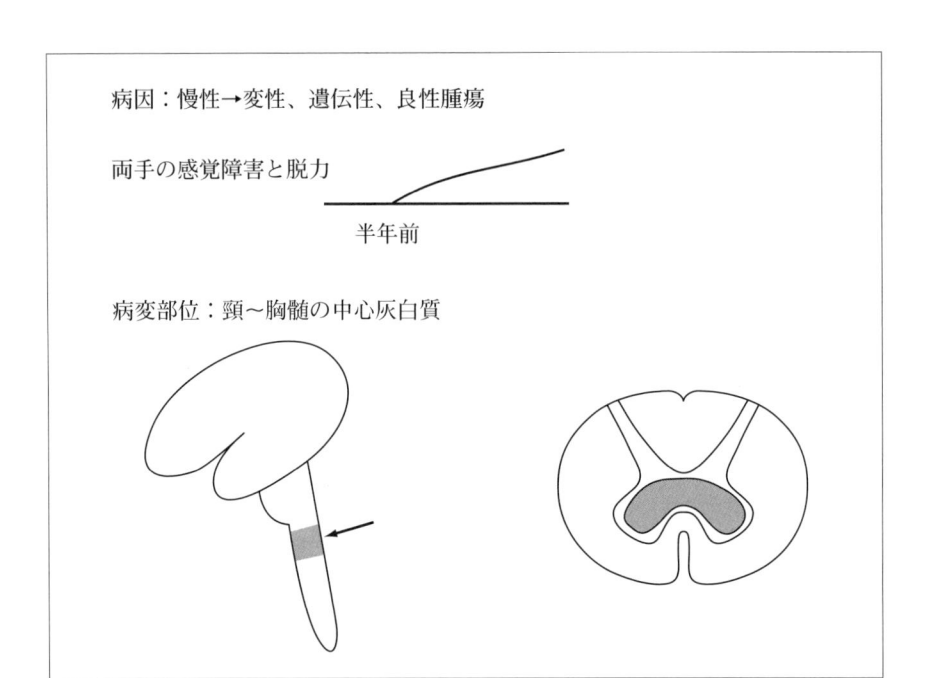

図 10-8　例題 8 の解答

　本例のような髄節性の温痛覚障害は脊髄の中心灰白質の局所症候である（図 10-8）。筋萎縮も fasciculation をともなっているので中心灰白質に存在する脊髄前角細胞の障害で説明できる。病変範囲は第 7 頸髄から第 5 胸髄である。右眼のホルネル徴候は交感神経障害を意味するが、その中枢は第 1 胸髄中心灰白質の中間外側角に存在する。

　病因は慢性経過なので変性か良性腫瘍が第 1 に考えられる。変性であれば脊髄空洞症、腫瘍であれば良性の髄内腫瘍である。両者の鑑別は MRI で行う。

例題 9

　56 歳、男性。
　病歴：10 年前から高血圧を指摘されていたが、未治療であった。本日午後 6 時ごろ外出のために居間で背広を着ていた。台所にいた妻が居間に行くと俯せに倒れていた。意識が低下し、呼名に応答がなかったのでただちに救急車で来

院。

神経学的所見：意識は半昏睡、自発運動はない。眼球は左方に共同偏位。人形の眼現象は陽性。強い疼痛刺激で左半身には動きを認めるが、右半身は顔面を含めて動きがない。右側で腱反射が亢進し、病的反射が陽性。

病因、解剖学的および臨床診断はなにか

解答9

　意識障害、片麻痺があるので、中枢神経障害は確実で、突発発症なので脳血管障害も確実である。脳血管障害では、最初に脳出血、脳梗塞、クモ膜下出血を鑑別するのがよい（**表10-1**）。本例では発作直後から共同偏視と片麻痺の脳実質症状があるのでクモ膜下出血は否定でき、脳出血と脳梗塞が考えられる。脳出血であれば、5大好発部位（被殻、視床、橋、小脳、大脳皮質下）のなかから病巣を選ぶのがよい。脳梗塞を考える場合、最初にラクナ脳梗塞、アテローム血栓性脳梗塞、心原性脳塞栓のいずれなのかを考えるのがよい。ラクナ梗塞は1.5cm以下の小梗塞であり、意識障害や共同偏視は起こらない。アテローム血栓性梗塞は脳動脈の分枝の梗塞のことが多く、深い意識障害や共同偏視を起こすことは少ない。心原性脳塞栓は心内血栓が内頸動脈あるいは中大脳動脈の基幹部を閉塞することが多いので、突発完成の発症と共同偏視や深い意識障害を起こすことが多い。したがって、脳梗塞であれば本例は心原性脳塞栓を考える。

　病変部位を診断してみる。本例では意識障害、右片麻痺、左方への共同偏視

表10-1　脳血管障害の診断の進め方

- 最初に脳梗塞、脳出血、クモ膜下出血のいずれなのかを診断する。
- 脳梗塞が疑われる場合、アテローム血栓性脳梗塞、心原性脳梗塞、ラクナ梗塞のいずれなのかを診断する。
- 脳出血が疑われる場合、被殻出血、視床出血、橋出血、小脳出血、皮質下出血のいずれなのかを診断する。

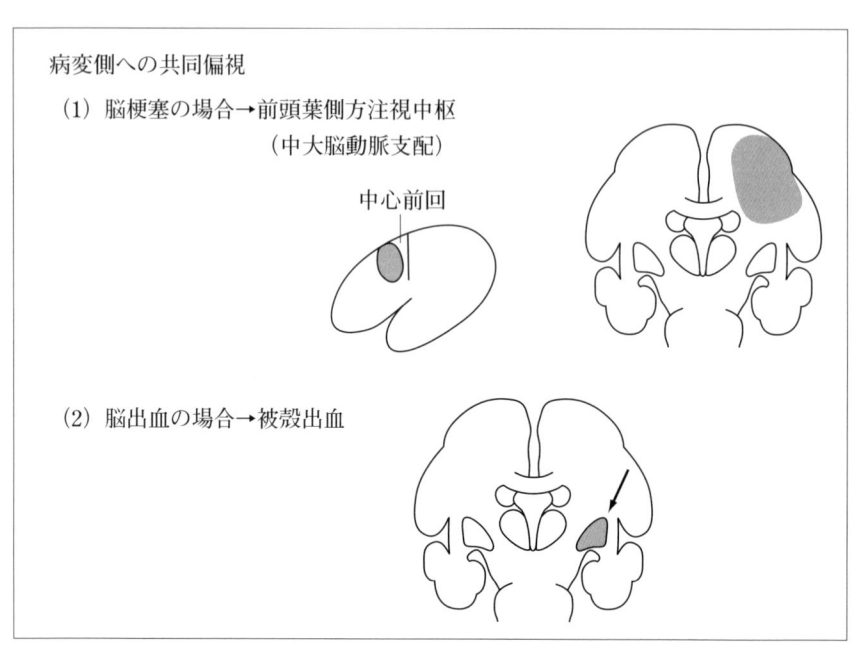

図 10-9 例題 9 の解答

が起きている。これは病変が左大脳にあることを示している（図10-9）。前頭葉の側方注視中枢は反対側に眼球を向ける。したがって、障害されると眼球は病変側に偏位する（片麻痺の対側に偏位）。もう1つの側方注視中枢の橋のPPRF（傍正中橋網様体）は同側へ眼球を向ける。PPRFが障害されると眼球は対側へ共同偏位する（片麻痺側へ偏位）。両注視中枢障害の鑑別はこの共同偏視が片麻痺側か否かの点と、PPRFの障害では核下性眼筋麻痺が生じるので人形の眼現象が通常は陰性になる点にある。

本例は左大脳に病変があることが確実なので、脳出血であれば被殻、視床、皮質下出血が候補になる（図10-9）。皮質下出血では深い意識障害は通常は起こらない。視床出血で深い意識障害は起きるが眼球は下方へ偏位すること多い（視床直下の中脳にある上方注視中枢を障害する）。したがって、出血であれば被殻出血を第1に考える。

臨床診断は左被殻出血か左中大脳動脈の心原性脳塞栓による前頭葉梗塞になるが、この2つの病態は類似した神経症候を呈するので鑑別が困難ことが多い。

心原性脳塞栓は症状が突発完成しやすく、脳出血では症状完成までに数時間を要することが多い。本例では症状が突発完成している点が脳塞栓の可能性を示唆している。心内血栓は左内頸動脈にもっとも入りやすく、心房細動や弁膜症の患者に左中大脳動脈領域の症状（失語、右片麻痺など）を認めた場合、心原性脳塞栓を考えることが大切である。

例題 10

78歳、男性。

病歴：30年間高血圧を加療中。朝庭で盆栽の手入れをしていた時、突然右半身の麻痺を来して倒れた。ただちに救急車で来院。

所見：意識清明で痴呆なし。顔面を含めて右半身に中等度の麻痺を認める。筋トーヌスは軽度痙性、右側で腱反射が亢進し、病的反射が陽性。共同偏視はなく、視野、言語、嚥下、感覚も正常。

病因、解剖学的および臨床診断はなにか

解答 10

本例は突発発症の片麻痺であり、脳血管障害は確実である。頭痛がなく、片麻痺の脳実質症状で発症しているのでクモ膜下出血は否定でき、脳出血か脳梗塞を考える。顔面を含めた片麻痺が認められるので、病変部位は上位橋以上になるが、本例の特徴は片麻痺以外の神経障害がないことである。脳出血であれば小脳出血を除いた4つの好発部位が候補になるが、橋出血は深い意識障害と四肢麻痺を起こしやすく、視床出血は高度の感覚障害を起こし、被殻出血は共同偏視や構音障害をともなうことが多い点で考えがたい。前頭葉の皮質下出血は片麻痺だけを呈する可能性がある（図10-10）。

一方、脳梗塞であれば、片麻痺以外に神経症候がないことから小さい梗塞すなわちラクナ梗塞を考える。ラクナ梗塞で片麻痺を生じる好発部位は、橋底部、内包および内包より高位の前頭葉深部白質である（図10-10）。内包は脳梗塞の好発部位であるが、内包では錐体路の近傍に視覚、感覚路が走行しているので

```
純粋片麻痺
 (1) 脳梗塞の場合→前頭葉白質(前または中大脳動脈)か
                   橋(脳底動脈領域)
```

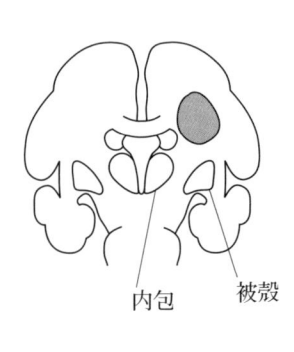

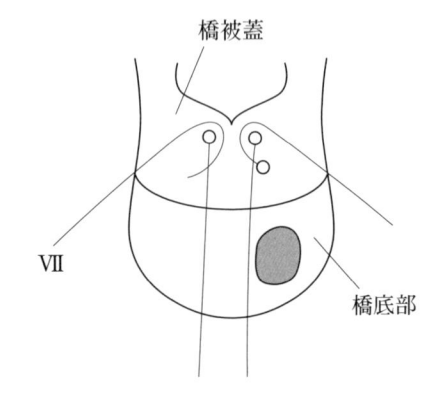

[図: 脳冠状断面図 — 内包、被殻を示す / 橋の図 — 橋被蓋、Ⅶ、橋底部を示す]

```
 (2) 脳出血→前頭葉の皮質下出血
```

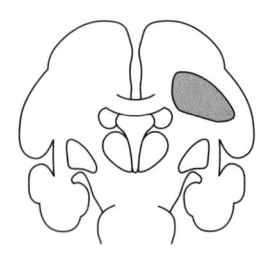

[図: 脳冠状断面図 — 前頭葉皮質下出血部位を示す]

図 10-10 例題 10 の解答

これらの経路も障害されることが多い。したがって、本例は頻度を考慮に入れれば、橋底部のラクナ梗塞が第1に考えられる。

臨床診断は前頭葉の皮質下出血か橋底のラクナ梗塞になる。優位半球前頭葉の皮質下出血による片麻痺では失語を伴いやすく、この点からもラクナ梗塞が第1に考えられる。本例のような純粋運動片麻痺（pure motor hemiplegia）はラクナ梗塞症候群の特徴的な1臨床病型である。視床にラクナ梗塞が起きると本例とは逆に対側に全感覚障害だけを生じる（pure sensory stroke）。

例題 11

68歳、男性。

病歴：高血圧で加療中。午前10時ごろ、突然激しい後頭部の頭痛とめまいが起こり、吐いた。よろけて立つこともできず、言葉がまったくろれつが回らず聴取りにくかった。四肢は動かすが、右手で物を掴むとき上手にできなかった。しだいに意識が低下してきたので2時間後に受診。

所見：意識は混迷。眼球は右側に共同偏位。疼痛刺激で右顔面と右上下肢の動きが不良。右側で腱反射が亢進し、病的反射が陽性。自発言語がないために構音障害は判定できず、意識障害のために協調運動も検査できない。

病因、解剖学的および臨床診断はなにか

解答 11

嘔吐をともなう激しい頭痛で発症しているのでクモ膜下出血か脳出血を考える。大きい脳梗塞も頭痛を起こすことがあるが、嘔吐をともなう激しい頭痛は起こらず、脳梗塞は否定してよい。発症直後からめまい、言語障害、運動障害の脳実質症状が出現しているのでクモ膜下出血より脳出血を考える。したがって、診断では脳出血の5大好発部位のいずれなのかを鑑別する。

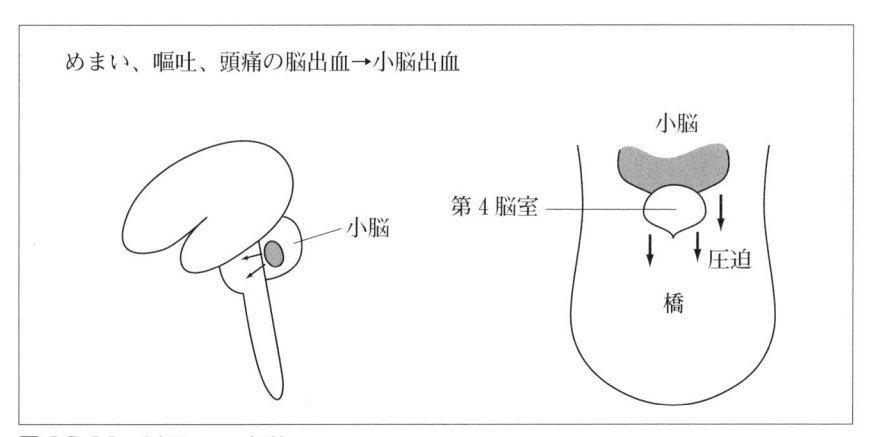

めまい、嘔吐、頭痛の脳出血→小脳出血

図 10-11　例題 11 の解答

診察所見の片麻痺側への共同偏視、意識障害は橋出血の特徴的な所見である。しかし、発症直後の症状が橋出血に合わない。橋出血では発症直後から意識障害、四肢麻痺あるいは片麻痺が起きる。本例では発症直後には意識障害や麻痺はなく、めまい、構音障害、協調運動障害が認められており、これらは小脳出血の特徴に一致する。したがって、臨床診断は小脳出血、意識障害は腫脹した小脳による橋圧迫と考える（図10-11）。本例の臨床経過は典型的な小脳出血の経過である。脳血管障害では発症直後の神経症状を重視することが正しい臨床診断につながる。小脳出血で意識障害が生じた場合、血腫除去手術をただちに施行しなければ救命できない。

例題12

65歳、女性。

病歴：本日午前10時ごろ、居間で座って意味不明瞭の言葉を1人で話し続けているのを娘が発見。話し掛けても理解していないようなので来院。

所見：意識は清明。言葉は流暢に喋るが、文章になっておらず意味不明である。口頭および筆談で意志の疎通はできない。右に同名半盲を認める。共同偏視はなく、嚥下も正常で、その他の脳神経は正常。四肢に明らかな麻痺はなく、腱反射は正常。起立、歩行に失調は認めない。感覚では痛覚に左右差を認めない。

病因、解剖学的および臨床診断はなにか。

解答12

突発的に言語障害が起きている。患者は言語の理解は不能で、意味不明の単語を流暢に喋っている。これはウエルニッケ失語の急性期にみられるジャーゴン失語の特徴であり、優位半球側頭葉皮質の障害と考える（図10-12）。自発言語が流暢であり、運動麻痺もないので前頭葉障害はないと考える。同名半盲は視放線の障害を示唆しており、病変が側頭葉の白質にまで及んでいると考える。

病因は脳血管障害は確実で、脳梗塞か脳出血を考える。脳梗塞であれば、責

ウエルニッケ失語

(1) 脳梗塞→優位半球側頭葉(中大脳動脈領域)
(2) 脳出血→側頭葉皮質下出血

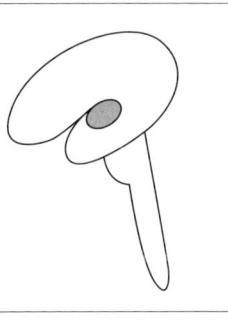

図 10-12 例題 12 の解答

任動脈は中大脳動脈である。ラクナ梗塞は大脳深部に好発し、本例のように大脳皮質症候を起こすことはないので否定できる。心原性脳塞栓は内頸動脈や中大脳動脈の本幹を閉塞するので、側頭葉症状に加えて前頭葉（運動麻痺）、頭頂葉症状（感覚障害）も呈することが多く、考えにくい。本例のような中大脳動脈の皮質枝の閉塞が疑われる場合はアテローム血栓性脳梗塞を第1に考える。

脳出血であれば、側頭葉の皮質症状が起きているので、好発部位のなかでは皮質下出血が考えられる（**図 10-12**）。アテローム血栓性脳梗塞か皮質下出血の鑑別は困難であり、脳 CT か MRI を施行して鑑別する。

症例 13

56 歳、男性。

病歴：本日午後 2 時ごろ、突然両下肢が麻痺した。回復しないので 3 時間後に来院。

所見：意識清明、痴呆なし。脳神経系は正常で、構音・嚥下障害なし。上肢の筋力、感覚もすべて正常。両下肢は完全に麻痺し、筋トーヌスは亢進。腱反射は上肢は正常、腹壁反射は両側で消失し、膝蓋腱反射、アキレス腱反射も両側亢進し、病的反射が陽性。感覚は第 5 胸髄以下で両側性に温痛覚が消失、触覚、振動覚、関節位置覚はほぼ正常。尿閉状態。

病因、解剖学的および臨床診断はなにか。

解答 13

　下肢に錐体路徴候があるので中枢神経障害は確実で、発症様式が突発性なので血管障害も確実である。では脳血管障害であろうか。本例は意識清明で脳神経麻痺がなく、上肢も正常で、さらに第5胸髄以下に温痛覚障害がある。脳血管障害でこのような神経症候は起こらない。病変部位は胸髄と考えるべきである。選択的な温痛覚障害は脊髄中心灰白質の病変でおきるが、その場合は髄節性である。本例のようにあるレベル以下に認める場合は長経路徴候すなわち脊髄視床路の障害と考える。脊髄視床路および錐体路徴候の存在は脊髄側索が両側性に障害されていることを意味する（図 10-13）。一方、触覚、振動覚、関節位置覚が保たれていることは脊髄後索は障害されていないことを意味する（図 10-13）。尿閉も側索を下降する排尿経路の障害で生じる。脊髄の血管障害でこのような神経症候は前脊髄動脈の梗塞でみられ、前脊髄動脈症候群と呼ばれる。

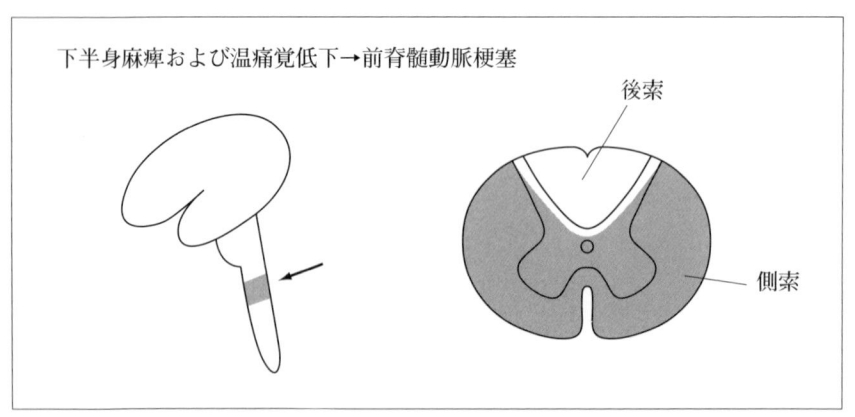

図 10-13　例題 13 の解答

(付) 症候別主要鑑別疾患 (腫瘍は除く)

(1) 痴呆
 (a) 変性、遺伝性：
   Alzheimer 病、Lewy 小体型痴呆、Pick 病、Huntington 舞踏病
 (b) 感染性：
   Prion 病とくに Creutzfeldt-Jakob 病、AIDS 脳症、遅発性ウイルス性脳炎 (進行性多巣性白質脳症、亜急性硬化性全脳炎)、神経梅毒
 (c) その他：
   多発脳梗塞、正常圧水頭症、Wernicke 脳症、神経ベーチェット病、辺縁脳炎、慢性硬膜下血腫

(2) 脳血管障害
 (a) 動脈硬化性：
   加齢、高血圧、糖尿病、高脂血症
 (b) 血栓形成：
   心房細動、弁膜症、多血症
 (c) 血管異常：
   動静脈奇形、脳動脈瘤、もやもや病、amyloid angiopathy
 (d) その他：
   血管炎 (膠原病など)、ミトコンドリア脳筋症、高尿酸血症

(3) パーキンソニスム
 (a) 変性、遺伝性：
   Parkinson 病、線条体黒質変性症、オリーブ橋小脳萎縮症、Shy-Drager 症候群、進行性核上性麻痺、Lewy 小体型痴呆、皮質基底核変性症、Huntington 舞踏病
 (b) その他：
   多発脳梗塞、薬剤 (向精神薬など)、一酸化炭素中毒、マンガン中毒、脳炎

(4) 末梢神経障害
- (a) 炎症性：
  急性および慢性多発根神経炎、膠原病、シェーグレン症候群、サルコイドーシス
- (b) 代謝性：
  糖尿病、ビタミン B_1 欠乏、粘液水腫、急性間歇性ポルフィリン症、悪性貧血、尿毒症
- (c) 中毒：
  金属（砒素、タリウム、水銀、鉛）、有機溶媒、抗癌薬、スモン
- (d) 遺伝性：
  家族性 amyloidosis、Fabry 病、遺伝性運動感覚 neuropathy

(5) 脊髄障害
- (a) 変性、遺伝性：
  脊髄空洞症、Friedreich 失調症、筋萎縮性側索硬化症、球脊髄筋萎縮症、平山氏病、遺伝性痙性脊髄麻痺
- (b) 免疫性：
  多発性硬化症、急性散在性脳脊髄炎、膠原病
- (c) 感染性：
  AIDS、HTLV–I–associated myelopathy、poliomyelitis、ウイルス性脊髄炎、脊髄ろう
- (d) その他：
  副腎白質ジストロフィー、スモン、前脊髄動脈症候群、頸椎症、後縦靭帯骨化症、亜急性連合性脊髄変性症

(6) 筋肉
- (a) 遺伝性：
  進行性筋ジストロフィー、筋緊張性ジストロフィー、糖原病、ミトコンドリア脳筋症
- (b) 代謝・内分泌性：

Basedow 病、steroid myopathy、低カリウム（周期性四肢麻痺および myopathy）
　（c）その他：
　　　多発筋炎、皮膚筋炎

（7）小脳失調
　脊髄小脳変性症、Shy-Drager 症候群、癌にともなう亜急性小脳変性症、多発性硬化症、神経ベーチェット病、Fisher 症候群、Wernicke 脳症、慢性アルコール中毒、ヒダントイン中毒、水俣病（有機水銀）

（8）神経筋接合部
　重症筋無力症、Lambert-Eaton 症候群、ボツリヌス中毒

索 引

欧文索引

A

amnesia ·················67

B

β遮断薬 ··············80,83
Babinski 反射 ··········15,23
Behçet 病 ··················3
Bell 麻痺 ·················53
Brown-Séquard 症候群 ······26

C

Chaddock 反射 ··········15,23

D

Devic 病 ··················8
dysmetria ················56
dysrhythmia ··············57
dyssynergia ··············57

F

fasciculation ······32,36,81,90,100
Friedreich 失調症 ········27,37

G

Guillain-Barré 症候群 ········17

H

Horner 徴候 ············26,100
HTLV-I-associated myelopathy ······26
hypotonus ················58

K

Kernig 徴候 ················4

L

Lambert-Eaton 筋無力症候群 ········20
Landry-Guillain-Barré 症候群 ········95
Lasègue 検査 ············32,94
Lasègue 徴候 ············16,36
long tract sign ········38,88,108

M

Millard-Gubler-Foville 症候群 ········54
Millard-Gubler 症候群 ········54
MLF ·····················50
mononeuropathy ············33
multiple mononeuropathy ········33

N

neuraxis ……………………………… 12
neuropathy …………………………… 34
normal pressure hydrocephalus …… 74
nystagmus …………………………… 58

O

oculocephalic reflex ………………… 48

P

Papezの回路 ……………………… 69,73
polyneuropathy ……………… 16,30,31
PPRF ………………………………… 102
pseudodementia …………………… 67
pure sensory stroke ……………… 104

R

radiculopathy ………………………… 33
Romberg徴候 ………………………… 60

S

Shy-Drager症候群 …………………… 93
Spurling検査 ………………………… 32
Spurling徴候 ………………………… 35

T

Tinel徴候 ……………………………… 34
transient globalamnesia …………… 73

W

Wallenberg症候群 ………………… 55,64
Wartenberg反射 …………………… 23

Y

Yakovlevの回路 …………………… 69,70

和文索引

あ

アキレス腱反射 ……………………… 21
アテトーゼ ……………………… 77,78,80
アテローム血栓性 …………………… 107
アテローム血栓性梗塞 ……………… 101
アテローム血栓性脳梗塞 …………… 18
アルツハイマー病 ………………… 71,72
亜急性 ………………………………… 2
亜急性硬化性全脳炎 ………………… 77
亜急性髄膜炎 ………………………… 96
亜急性連合性脊髄変性症 …………… 37
圧迫性脊髄症 ………………………… 25

い

意識障害 …………………………… 4,63,66
一過性全健忘症 ……………………… 73
遺伝性 ………………………………… 2
意味記憶 ……………………………… 68

う

ヴァレンベルク症候群…………55
うつ病…………………………67
運動失語………………………18
運動失調………………………56
運動障害………………………41
運動ニューロン疾患……………81

え

エピソード記憶…………………68
遠隔記憶………………………68
嚥下障害………………………50
炎症性……………………………2

お

オリーブ橋小脳萎縮症…………93
黄色靭帯の骨化………………27
横断性脊髄炎……………………8
嘔吐………………………………3
温痛覚…………………………39
温痛覚障害……………………41

か

下位運動ニューロン………14,29,91
外側延髄……………………55,64
外側脊髄視床路……………38,39
外転神経……………………47,96
外転神経麻痺…………………47
海馬……………………………69
解剖学的診断……………………1
下顎反射……………………21,22

核下性…………………………47
核下性顔面神経麻痺………50,53
核間性眼筋麻痺………………50
核上性…………………………48
核上性顔面神経麻痺………50,54
角膜反射………………………52
仮性球麻痺……………22,50,74,98
仮性痴呆………………………67
片麻痺…………………………18
滑車神経麻痺…………………48
感覚障害………………………14
感覚性失調……………………60
眼球運動失調…………………58
眼球運動障害…………………48
眼球回反射……………………48
眼瞼下垂………………………48
眼振……………………………58
感染性……………………………2
間代……………………………23
顔面筋麻痺……………………50
顔面神経……………………47,96
顔面神経麻痺…………………53

き

ギラン・バレー症候群………17,36
記憶……………………………68
企図振戦………………………84
企図ミオクローヌス……………84
機能性……………………………2
逆向性健忘……………………70
急性………………………………2
急性視神経脊髄炎………………8
急性多発根神経炎……………17
球麻痺…………………………50

橋……………………………………19
橋出血………………………………106
胸髄障害……………………………8
橋底部………………………44,53,54
共同運動障害………………………57
局所徴候……………………………9
起立障害……………………………58
筋萎縮…………………………14,30,89
筋萎縮性側索硬化症……25,27,81,91
筋強剛…………………………9,92,98
近時記憶……………………………68
筋線維束攣縮……………32,36,81,90,100
筋トーヌス低下……………………58
筋肉…………………………………14
筋肉障害……………………………6,19

く

クモ膜下出血…………4,18,101,105
クロイツフェルト・ヤコブ病 71,77,99
クローヌス…………………………23

け

ケルニヒ徴候………………………4
痙縮…………………………………18
痙性斜頸……………………………80
痙性麻痺……………………………15
頸椎症……………………………25,35
頸椎椎間板ヘルニア………………35
系統変性……………………………91
結核性髄膜炎………………………96
血管奇形……………………………3
血管障害性…………………………2,6
結節性多発動脈炎…………………33

腱反射………………………………14
腱反射消失…………………………30
健忘…………………………………67

こ

コレア………………………………78
構音障害……………………………58
膠原病………………………………33
項部硬直……………………………4
硬膜下血腫…………………………87
絞扼性………………………………33
絞扼性 mononeuropathy ……………33
絞扼性 neuropathy …………………34
口輪筋反射…………………………50
後根…………………………………29
鼓索神経……………………………53
後縦靱帯骨化症……………………25
小脳出血……………………………106
根症…………………………………33

さ

再発性………………………………3
三叉神経…………………………47,51
三叉神経脊髄路……………………52
3段階診断法………………………1
三頭筋反射…………………………21

し

ジスキネジー………………77,78,80,83
ジストニー…………………………80
シャイ・ドレーガー症候群………93
弛緩性麻痺…………………………15

自己免疫性疾患	3
四肢運動失調	58
視床	19,44,52
視神経	47
視神経交叉部	8
視神経障害	7
視神経脊髄炎、急性	8
姿勢反射障害	93
膝蓋腱反射	21
失見当識	68
失語	106
失行	72
失書	71
失読	71
失認	72
失念	71
視野障害	50
尺骨神経	34
周期性四肢麻痺	6
重症筋無力症	3,20
手根管症候群	33
腫瘍	26
腫瘍性	2
純粋運動片麻痺	44,104
上位運動ニューロン	91
正中神経	34
小脳	19
小脳橋角部	88
小脳失調	55,62
小脳症候	59
小脳虫部	65
小脳橋角部の病変	55
小脳半球	59
書痙	80
自律神経症状	93
視力障害	7
心因性	44
真菌性髄膜炎	96
神経根	17,29,30,33,81
神経根障害	26,90
神経根痛	30
神経軸	12
神経筋接合部障害	20
神経梅毒	27,37
神経ベーチェット病	3
心原性脳塞栓	18,101,103
進行性核上性麻痺	71,93
心神喪失	73
振戦	58,77
深部腱反射	21

す

スパーリング検査	32
スパーリング徴候	35
スモン	27,37
髄節障害	26
髄節性の感覚障害	99
髄節性の全感覚障害	30
錐体外路系	9
錐体外路系障害	76
錐体路	22,38
錐体路障害	8,26,14,23,25
錐体路徴候	39,89
垂直注視麻痺	48,93
髄膜炎	2,4,96
髄膜刺激徴候	4,96
髄膜腫	87
頭痛	3,105

せ

静止時振戦 …………………77,92
正常圧水頭症…………………74
精神発達遅延…………………66
脊髄圧迫………………………26
脊髄空洞症……………………100
脊髄腫瘍………………………25
脊髄症，圧迫性………………25
脊髄障害………………………41
脊髄神経………………………29
脊髄前角細胞…………29,36,81,90
脊髄側索………………………41
脊髄の中心灰白質……………100
脊髄病変………………………40
脊髄癆…………………………37
舌萎縮…………………………91
舌下神経………………………50
全感覚障害……………………30
洗顔現象………………………60
占拠性 …………………………2
前根……………………………29
前脊髄動脈症候群……………108
前庭障害………………………60
前頭葉…………………………18
前頭葉症候……………………25
前頭葉深部白質………………44
前頭葉白質……………………87

そ

即時記憶………………………68
測定障害………………………56
側方注視麻痺…………………48

た

体幹失調………………………58,63
対光反射………………………7
代謝性…………………………2
大脳基底核……………………9,76
大脳基底核の障害……………71
大脳皮質下白質………………19
対光反射………………………7
多系統萎縮症…………………93
脱髄性…………………………2,6
脱髄性末梢神経炎……………95
多発根神経炎…………………36
多発神経障害…………………30
多発神経炎……………………33
多発性硬化症…………………3,8,26
多発単神経炎…………………33
多発脳梗塞……………………25
単神経炎………………………33
蛋白細胞解離現象……………96

ち

チャドック反射………………15,23
遅発性ウイルス感染症………99
痴呆……………………………66
注視麻痺………………………48
中心暗点………………………50
中心灰白質……………………32
中心視野………………………7
中枢神経系……………………14
中枢神経障害…………………6,86,89
中枢性顔面麻痺………………87
中枢性脳神経麻痺……………48
中毒性…………………………2

ち

聴覚過敏 …………………………50
長経路徴候 ……………… 38,88,108
聴神経 ……………………………96
陳述記憶 …………………………68

つ

つぎ足歩行 ………………………58
椎間板ヘルニア …………………26
対麻痺 ……………………………8

て

てんかん …………………………2
ティネル徴候 ……………………34
デビック病 ………………………8
手続き記憶 ………………………68
手袋・靴下型の全感覚障害………30

と

頭蓋内圧亢進症候 ……………63,87
動眼神経 …………………………47
動眼神経麻痺 ……………………48
瞳孔異常 …………………………48
橈骨神経 …………………………34
動作緩慢 …………………………9
動作時振戦 ………………………77
糖尿病 ……………………………33
同名1/4盲 ………………………50
同名半盲 ………………………7,50
突発性 ……………………………2

な

内側縦束 …………………………50
内包後脚 …………………………42

に

日内変動 …………………………19
二頭筋反射 ………………………21
人形の眼現象 …………………102

ね

粘液水腫 …………………………33

の

脳炎 ……………………………4,96
脳血管障害 ………… 64,101,103,106
脳血管性痴呆 ……………………74
脳梗塞 ………………… 18,101,103
脳出血 ………… 4,18,101,102,105
脳腫瘍 ……………………………3
脳症候 ……………………………38
脳神経 …………………………29,45
脳神経麻痺 ………………… 45,88,96
脳動静脈奇形 ……………………4
脳動脈瘤破裂 ……………………4
脳病変 …………………………40
脳ヘルニア ………………………87

は

パーキンソン症候 …………… 9,92
パーキンソン病 ……………… 71,93

バビンスキー反射	15,23
バビンスキー反射陽性	37
バリスム	77,78
ハンチントン舞踏病	71
廃用性筋萎縮	98
発語障害	50
羽ばたき振戦	84
反射弓	22

ひ

被殻	19
皮質下性痴呆	70,71
皮質橋路	22,25,91
皮質性痴呆	70,71
皮質脊髄路	22
尾状核	82
左ホルネル徴候	55
病因	2
病因的診断	1
表在反射	21,22
病的反射	18,21,23

ふ

ブラウン・セカール症候群	26
フリートライヒ失調症	27,37
プリオン病	99
複視	48
腹壁反射	22,23,26
不随意運動	9,76
舞踏病	77,78,80,82

へ

β 遮断薬	80,83
ベル麻痺	53
平衡障害	60
片頭痛	2
片頭痛	4
変性	2

ほ

ボツリヌス毒素	20
ポリニューロパチー	16,27,37,65
ホルネル徴候	26,100
歩行失調	58
母指対立筋麻痺	34
本態性振戦	77,82

ま

末梢神経	29
末梢神経系	12
末梢神経障害	6,37,94
末梢性脳神経麻痺	47
慢性	3
慢性アルコール中毒	65
慢性関節リウマチ	33

み

ミオクローヌス	58,77,83,98
ミラール・ギュブレル・フォヴィル症候群	54
ミラール・ギュブレル症候群	53
味覚障害	50

む

無動症……………………………92

め

めまい……………………………61
メニエール病……………………61
迷走神経…………………………50
免疫性……………………………2

ゆ

優位大脳半球……………………71
有棘赤血球舞踏病………………82

よ

腰髄障害…………………………8

ら

ラクナ梗塞　………101,103,104
ラクナ脳梗塞……………………18
ラセーグ検査…………………32,94
ラセーグ徴候…………………16,36
ランバート・イートン筋無力症候群
　…………………………………20

り

リズム障害………………………57
良性発作性頭位性めまい………61
臨床診断…………………………1

ろ

ロンベルグ徴候…………………60

わ

ワルテンベルグ反射……………23

第1版10刷	2008年10月28日
第1版9刷	2007年9月4日
第1版8刷	2006年10月5日
第1版7刷	2006年2月8日
第1版6刷	2005年5月21日
第1版5刷	2004年9月21日
第1版4刷	2003年10月6日
第1版3刷	2002年10月21日
第1版2刷	2001年5月1日
第1版発行	2000年6月15日

©2000

神経内科ケース・スタディ
病変部位決定の仕方

※定価はカバーに表示してあります

検印省略

著　者　　黒田康夫

発行所　　株式会社新興医学出版社
発行者　　林　峰子

〒113-0033　東京都文京区本郷6-26-8
電話　03（3816）2853
FAX　03（3816）2895

印刷　株式会社 藤美社　　ISBN978-4-88002-425-7　　郵便振替　00120-8-191625

- 本書の複製権・上映権・譲渡権・公衆送信権（送信可能化権を含む）は株式会社新興医学出版社が保有します。
- 本書を無断で複製する行為、（コピー、スキャン、デジタルデータ化など）は、著作権法上での限られた例外（「私的使用のための複製」など）を除き禁じられています。研究活動、診療を含み業務上使用する目的で上記の行為を行うことは大学、病院、企業などにおける内部的な利用であっても、私的使用には該当せず、違法です。また、私的使用のためであっても、代行業者等の第三者に依頼して上記の行為を行うことは違法となります。
- JCOPY〈（社）出版者著作権管理機構 委託出版物〉
本書の無断複写は著作権法上での例外を除き禁じられています。複写される場合は、そのつど事前に（社）出版者著作権管理機構（電話 03-3513-6969、FAX 03-3513-6979、e-mail : info@jcopy.or.jp）の許諾を得てください。